伤寒论 精华

中医六大名著

养生精华

刘文华◎主编

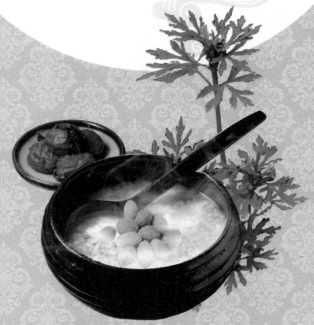

辽宁科学技术出版社
LIAONING SCIENCE AND TECHNOLOGY PUBLISHING HOUSE

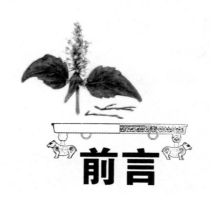

前言

　　祖国医学博大精深，自肇源迄今，亘绵数千年的中医药理论精华，向来为历代医家奉为珍籍之秘典和临证之法宝。

　　在中医学界强调回归传统，反思传承的今天，经典著作的学习和运用是促进中医走向未来、更好地为人类健康服务的有效途径。鉴于此，为了正确并重新认识传统医学国粹的重要性和必要性，更好地继承和发扬中医学，我们编著了"中医六大名著养生精华"系列，包括《黄帝内经》《本草纲目》《神农本草经》《伤寒论》《金匮要略》《温病条辨》。本系列丛书以古为今用为目的，以深入浅出为要求，以阐明内涵为根本，对中医药理论精华进行了全面研究、系统阐述、朴素解读。

　　《伤寒论》是汉代著名医家张仲景所著。该书是一部阐述多种外感疾病及杂病辨证论治的专书，是我国第一部理、法、方、药比较完善，理论联系实际的医学专著，被誉为"方书之祖"。

　　《伤寒论》创立了六经辨证体系，奠定了中医辨证论治的基础，具有很高的科学水平和实用价值，长期以来一直有效地指导着历代医家的临床实践，历代医家都十分重视对《伤寒论》的学习与研究。元代医家朱丹溪指出"仲景诸方，实万世医门之规矩、准绳也"；当代医家任应秋亦云"《伤寒论》

就是疾病总论，是泛指一切疾病辨证施治的总纲，或者叫大纲"。因此，《伤寒论》是继承发扬我国医学遗产的重要读本。

本书广泛参考之前版本的优点，选取《伤寒论》的精华，结合现代人的阅读喜好，全新编排。"题解"言简意赅，大体概括所涉及的病证；"译解"通俗易懂，对每条原文进行了白话直译；"注释"则对生僻难解的词汇进行了解释，便于无障碍阅读、理解。同时，书中还配有大量图片，阐释一些重点、难点内容，以帮助广大中医爱好者轻松读懂《伤寒论》，学习中医辨证论治的技巧，并结合当今生活中的养生之道，实现家庭养生的目标。

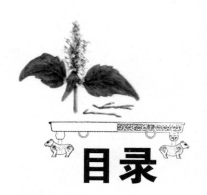

目录

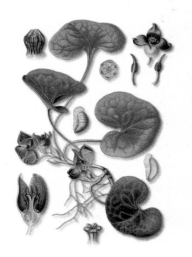

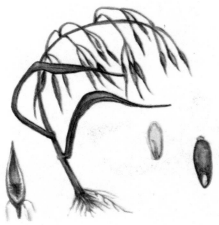

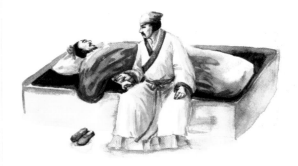

张仲景原序

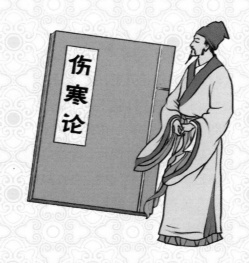

论曰：余每览越人入虢之诊，望齐侯之色，未尝不慨然叹其才秀也。怪当今居世之士，曾不留神医药，精究方术，上以疗君亲之疾，下以救贫贱之厄，中以保身长全，以养其生，但竞逐荣势，企踵权豪，孜孜汲汲，惟名利是务；崇饰其末，忽弃其本，华其外而悴其内，皮之不存，毛将安附焉？卒然遭邪风之气，婴非常之疾，患及祸至，而方震栗；降志屈节，钦望巫祝，告穷归天，束手受败。赍百年之寿命，持至贵之重器，委付凡医，恣其所措。咄嗟呜呼，厥身已毙，神明消灭，变为异物，幽潜重泉，徒为啼泣。痛夫！举世昏迷，

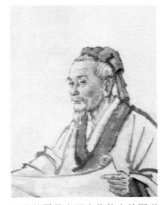

◎张仲景是中国古代伟大的医学家。他的医学著作《伤寒杂病论》对于推动后世医学的发展起了巨大的作用

莫能觉悟，不惜其命，若是轻生，彼何荣势之云哉？而进不能爱人知人，退不能爱身知己，遇灾值祸，身居厄地，蒙蒙昧昧，惷若游魂。哀乎！趋世之士，驰竞浮华，不固根本，忘躯徇物，危若冰谷，至于是也！

余宗族素多，向余二百。建安纪年以来，犹未十稔，其死亡者，三分有二，伤寒十居其七。感往昔之沦丧，伤横夭之莫救，乃勤求古训，博采众方，撰用《素问》《九卷》《八十一难》《阴阳大论》《胎胪药录》，并《平脉辨证》，为《伤寒杂病论》合十六卷，虽未能尽愈诸病，庶可以见病知源，若能寻余所集，思过半矣。

夫天布五行，以运万类，人禀五常，以有五藏；经络府俞，阴阳会通，玄冥幽微，变化难极。自非才高识妙，岂能探其理致哉！上古有神农、黄帝、岐伯、伯高、雷公、少俞、少师、仲文，中世有长桑、扁鹊，汉有公乘阳庆及仓公。下此以往，未之闻也。观今之医，不念思求经旨，以演其所知，各承家技，终始顺旧，省疾问病，务在口给，相对斯须，便处汤药。按寸不及尺，握手不及足；人迎、趺阳，三部不参；动数发息，不满五十。短期未知决诊，九候曾无仿佛；明堂阙庭，尽不见察，所谓窥管而已。夫欲视死别生，实为难矣！

孔子云：生而知之者上，学则亚之。多闻博识，知之次也。余宿尚方术，请事斯语。

辨太阳病脉证并治

BIANTAIYANGBING
MAIZHENGBINGZHI

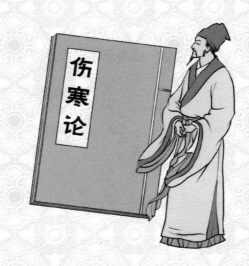

【题解】

　　太阳病是外感疾病的初期阶段。风寒外袭，太阳首当其冲，人体肌表受邪，正邪交争于表，而致卫外失职，营卫不和，临床出现以发热恶寒、头项强痛、脉浮等症状表现，则称为太阳病。太阳病位在表，病性属阳，故又称为太阳表证。

　　太阳经包括手太阳小肠经、足太阳膀胱经，与手少阴心经、足少阴肾经相表里。手太阳小肠经，起于手小指外侧，循臂至肩，前行入缺盆，下行络心属小肠；支脉上循面颊。足太阳膀胱经，起于目内眦，上额，交巅，入脑下项，夹脊抵腰，络肾属膀胱。小肠主受承化物，泌别清浊。《素问·灵兰秘典论》指出"小肠者，受承之官，化物出焉"。膀胱主藏津液，化气行水。《素问·灵兰秘典论》指出"膀胱者，州都之官，津液藏焉，气化则能出矣"。小肠上接于胃，与心相表里，既能接受胃中水谷，又能导心火以下行。因小肠有泌别清浊的功能，所以小肠有病，除影响水谷精微的吸收，还会导致水液代谢的紊乱。水液的代谢过程中，膀胱所藏的津液，得到下焦肾阳的温煦。一方面参与体内水液的调整，而主小便的排除；另一方面，又能化气循太阳之经脉而布达于表，行于人体之外，行"温分肉，充皮肤，司开合"的功能。故云：太阳为六经之首，统摄营卫，主一身之表，故为诸经之藩篱。

【原文】

　　太阳之为病，脉浮，头项强痛①而恶寒。（1）

【注释】

①头项强痛：即头痛项强。项，颈之后部；强，音降。项强为颈项牵强不舒感。

【译解】

　　《伤寒论》六经之概念，是在《素问·热论》所述六经之基础上发展而来的。六经病症的实质是根据十二经脉所属五脏六腑的病理变化，结合其各种临床表现的证候，按照这些证候的部位、性质、病机、病势进行证候分类，从而归纳为六经病症。显然这种分类归纳是建立在脏腑经络基础之上，并通过其内部有机联系而进行的。因此，六经分证的每一经已不是单纯指本经的走行。关于这一点柯韵伯在注释中做了正确的说明。

由于太阳主一身之表，故凡感受风寒外邪，出现发热恶寒、头痛项强、脉浮的都可称为太阳病，临床把这种证候表现作为辨别太阳病的依据。只要见到此证此脉，便可作太阳病处理。方氏、程氏以及后世注家均把本条称为太阳病的提纲，其理乃在于此。

【原文】

太阳病，发热，汗出，恶风①，脉缓②者，名为中风③。（2）

【注释】

①恶风：为恶寒之轻者，即遇风则恶之，无风则坦然。②脉缓：指松弛柔软的脉象，与伤寒之紧脉相对而言。③中风：中，音仲。中风，是太阳病的一种证型。与猝然晕倒、口眼㖞斜之中风病不同。

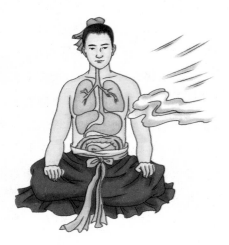

【译解】

本条首冠太阳病，当包括第1条的"脉浮，头项强痛而恶寒"而综合理解，即在太阳病提纲的基础上又见到"发热、汗出、恶风、脉缓"，则称为太阳中风证。本证因风邪袭表，卫阳浮盛于外与邪交争，故发热。风为阳邪，其性疏泄，侵袭人体而致卫失外固，营不内守，营阴外泄，故汗出。汗出腠理疏松，不胜风袭，故恶风。汗出营阴外泄，故脉搏松弛宽缓而呈缓象。太阳病脉浮，中风证脉缓，故其脉当见浮缓。凡见此脉症者，则为太阳中风证，故将本条称为太阳中风证之提纲。

【原文】

太阳病，或已发热，或未发热，必恶寒，体痛，呕逆，脉阴阳俱紧①者，名曰伤寒②。（3）

【注释】

①脉阴阳俱紧：阴阳，分别指尺脉和寸脉而言。脉阴阳俱紧，指寸关尺三部皆呈紧象。紧与缓相对而言。②伤寒：太阳病的一种类型，属狭义的伤寒。

【译解】

本条首冠太阳病，当包括第 1 条的"脉浮，头项强痛而恶寒"。即在太阳病提纲的基础上又见到"或已发热，或未发热，必恶寒，体痛，呕逆，脉阴阳俱紧"，则称为太阳伤寒证。本证因寒邪袭表，寒为阴邪，其性凝滞，导致卫阳闭遏，营阴郁滞。风寒袭表，卫阳奋起抗邪，正邪交争，故必发热，但由于人体体质的差异、感邪的轻重不同，若卫阳能及时达表抗邪故见发热；若卫阳不能及时达表抗邪故可出现暂时的不发热。不管发热出现之迟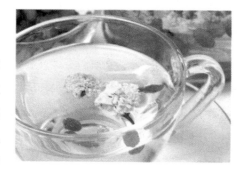早，都必见恶寒，因寒束肌表，卫阳闭遏而失去温煦肌肤的作用，故必恶寒。卫阳闭遏，营阴郁滞，经气运行不利，故周身疼痛。寒邪束表，阳郁不宣，胃失和降，故呕逆。表闭营郁，气血运行不利，脉浮主表，脉紧主寒，故寸关尺三部俱见浮紧之象。柯韵伯指出"虽有已发热未发热之不齐，而恶寒体痛呕逆之症，阴阳俱紧之脉先见，即可断为太阳之伤寒，而非中风矣"（《伤寒来苏集》）。

【原文】

伤寒一日，太阳受之，脉若静者，为不传；颇欲呕，若躁烦，脉数急者，为传也。（4）

【译解】

本条是从脉证的变化上来诊断伤寒的传与不传。从脉象来看，文中的"脉若静"，是指脉与证符，即伤寒脉浮紧、中风脉浮缓之意；脉数急，是与脉静相对而言的，是脉象有变化的意思。这一点，以沈金鳌为代表的注家写得很清楚。而以《医宗金鉴》为代表的部分注家，将脉静理解为"脉静如常，此人病脉不病"则不妥。从证上看，躁烦欲呕就是病邪向里的表现，各家的意见，在这点上是基本一致的。

《素问·热论》中说："伤寒一日，巨阳受之，故头项痛，腰脊强。二日阳明受之……"这就是传经学说的理论根据，临床上的病变，并不是如此机械刻板的，它既可以传入阳明，又可以传入少阳，甚至也有转属太阴、少阴的，但也可以就在太阳而不发生传变的。病邪的传与不传，是从脉与证的表现上来测定的，其日数只是大约而言。"一日"可理解作疾病的初期阶段，此时如果脉证相符，如伤寒的脉浮紧、中风的脉浮缓，就说明病邪仍在太阳，没有传变；如果脉象数急，又有时欲呕吐、烦躁不安现象的，就说明病邪已有传变的趋势。呕吐为少阳经的主症，躁烦是阳明里热的现象，见到这些症状，说明病势已由表传里。大凡疾病的传变，阳证入阴为逆，阴证出阳为顺。病在三阳，说明病人的阳气犹能与邪相争，若阳气不能抵御病邪，或经误治阳气伤残，病邪即内陷三阴，这是由浅入深，由轻转重的传变；又如直中的少阴证，经过治疗，阴寒消散，阳气未复，也能出现阳经的证候，这是由阴转阳、由重转轻的表现。

【原文】

伤寒二三日，阳明少阳证不见者，为不传也。（5）

【译解】

《素问·热论》中说"伤寒一日，巨阳受之""二日阳明受之""三日少阳受之""四日太阴受之""五日少阴受之""六日厥阴受之"。提出疾病日传一经，张仲景继承和发展了《内经》的学术思想，指出疾病的传变与否虽然与发病时间的长短有关，但对于疾病的诊断应以临床脉证为依据。若伤寒二三日，没有出现阳明、少阳的脉证，则病仍在太阳。

【原文】

太阳病，发热而渴，不恶寒者，为温病①。若发汗已，身灼热者，名风温②。风温为病，脉阴阳俱浮③，自汗出，身重，多眠睡④，鼻息必鼾，语言难出。若被下者，小便不利，直视，失溲⑤；若被火⑥者，微发黄色，剧则如惊痫，时瘛疭⑦，若火熏之⑧。一逆尚引日，再逆促命期。（6）

【注释】

①温病：外感病中的一种病症。属广义的伤寒范畴。②风温：指误用辛温发汗引起的一种变证，与后世温病学中的风温不同。③脉阴阳俱浮：指寸关尺三部俱浮盛有力，为热邪内盛之象。④多眠睡：指邪热内盛所致的昏睡状态。⑤失溲：溲，指大小便。失溲，因前有"小便不利"，故此指大便失禁。⑥被火：火，指灸、熏、熨、温针等治法。被火，指误用火法治疗。⑦时瘛疭：瘛，指收缩。疭，指舒伸。时瘛疭，指阵发性四肢抽搐。⑧若火熏之：像烟火熏一样，指病人的皮肤颜色暗晦枯黄。

【译解】

本条可以分为4段理解。

以"太阳病……为温病"为第一段，主要论述了太阳温病的脉证特征。温病是外感热病的一种，属于广义伤寒的范畴，因感受温热之邪而发生的疾病。温为阳邪，以发病急，变化快，易于化燥伤阴为特点，它和风寒之邪有本质的区别。然温病初起，首犯肺卫，亦有发热、头痛、脉浮等症状，故仲景统称为太阳病，而以"太阳病"冠首。但太阳病"或已发热，或未发热，必恶寒"；而温病"发热而渴，不恶寒"，使人读之一目了然。

以"若发汗已……语言难出"为第二段，主要论述了风温的形成和脉证。此处之风温是指误用辛温发汗而导致的一种变证；也有解释，所谓风温，指用风药而造成的变证叫风温。如程郊倩"温病为风药所坏，遂名风温"。温病学中之风温是指感受风热病邪所致的外感热病。多发于春冬两季，其发于春季的称风温，发于冬季的又可称冬温。如流行性感冒、急性支气管炎、大叶性肺炎等属于风温的范畴。温病是感受温热之邪所致，治疗忌用辛温。若误用之则必致津液损伤，内热炽盛，热熏蒸肌肤而形成身灼热的风温证。身灼热，是形容身热如燔如火样，因内炽盛熏蒸肌肤所致。脉阴阳俱浮，因邪热充斥内外，鼓动血脉，故三部脉均浮而有力。自汗出，因邪热内盛、迫津外泄。身重，因邪热内盛、伤津耗气，经云"壮火食气"。多眠睡，因邪热上扰神明，病人出现的一种昏睡状态。鼻息必鼾，指鼻息有声，鼾声如雷，因邪热壅肺、肺失宣降、气道不利。语言难出，非舌强失音之病，此指语言困难，因热壅肺胃，气滞不宣。

以"若被下者……若火熏之"为第三段，主要论述一误再误而导致疾病加重。风温证属于热盛津伤，本应清热养阴，若误用下法，则必夺其阴，阴津耗伤，无津下输故小便不利。化源枯竭，阴血亏虚，不能上荣于目，故两目转动不利。津伤热炽，热盛神昏，故大便失禁。若不能辨其真伪，把小便不利、大便失禁，误认为阳虚不能固摄而又用火法，以火治热犹如火上浇油，而致两阳相熏灼，使火毒炽盛，熏

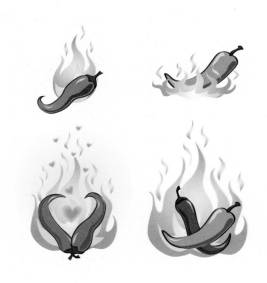

灼肝胆，肝失疏泄，胆汁外溢，浸渍肌肤。轻者，可见皮肤微发黄色；重者，因热极风动筋脉失养，可见如惊痫，四肢时时抽搐，皮肤若火熏色等危候。

以"一逆尚引日，再逆促命期"为第四段，仲景谆谆告诫后世医家，一次误治，尚能延长病人的生命期限，一误再误，必然缩短生命期限。吴鞠通《温病条辨》自序中说："黎民百姓有什么过错，竟然不是死于病而是死于医。这样的话有医生不如没有的好呢，学医不精不如不学医啊！"

【原文】

病有发热恶寒者，发于阳也；无热恶寒者，发于阴也。发于阳，七日愈；发于阴，六日愈。以阳数七、阴数六故也。（7）

【译解】

本条提纲挈领，统论阴阳，当冠于六经辨证之首。运用阴阳的朴素辨证思想，通过寒热证候的不同来判断疾病的性质，即通过对发热恶寒与无热恶寒两个证候的分析，辨出病发于阳和病发于阴，作为临床诊断治疗的准则。

历来注家对于本条发于阴的看法极不一致，归纳起来，大致如下：

（1）以钱潢、张璐、程郊倩、尤在泾等为代表的认为，发于阳是发于阳经，发于阴是发于阴经。

（2）张隐庵认为，发于阳是发于太阳，发于阴是发于少阴。

（3）喻嘉言、《医宗金鉴》认为，发于阳、发于阴都是病在太阳，阴阳是指风寒之邪和营阴卫阳而言。

（4）柯韵伯认为阴阳是指寒热而言，不必凿分营卫经络。

（5）沈金鳌认为，阳病不发热就是病发于阴，阴病发热就是病发于阳。

相对而言，钱潢等的说法较全面。所谓阳，是指太阳、少阳、阳明三阳而言；所谓阴是指太阴、少阴、厥阴三阴而言。三阳经病，大多属于热证、实证；三阴经病，大多属于寒证、虚证。发热恶寒发于阳，无热恶寒发于阴，是根据疾病初期症状，观察其有无发热，以判定病发于阳或病发于阴。

发热而又恶寒，反映了正邪斗争的情况。阳气能与邪争则发热；阳气被邪所伤则恶寒。凡三阳经病皆有发热，例如太阳病有发热恶寒、阳明病有潮热或蒸发热、少阳病则有往来寒热，所以说凡有发热的证候为病发于阳经。无热恶寒是没有发热，只有恶寒，反映了阳气已虚，阴寒独盛，阳不能与邪争，所以三阴寒病皆无热证。由此可见，阴阳总统六经，验之于寒热，有热则知病发于阳，无热则知病发于阴，况阳虚则恶寒，故可知病为阴证无疑。

在临床上也有例外的情况，所以必须联系其他证候，全面分析。如太阳病初起，也可能有一个未发热的阶段，故论中也说"太阳病，或已发热，或

未发热，必恶寒，体痛，呕逆"，不
过时间短暂，很快就转入发热恶寒了。
又如少阴里寒也有和太阳表证同时俱
见者，并不是绝对不发热的，如少阴
病麻黄附子细辛汤证、麻黄附子甘草
汤证等就是少阴病初起发热的例子。
所以，我们应当全面地看问题，既要
知其常，又要达其变；既要掌握其一
般的规律，又要了解其特殊的情况，
这样才能更好地指导临床实践。

　　至于条文中所说的"阳数七，阴
数六""七日愈，六日愈"等，历代
注家都以水火成数（水生数一，成数六；
火生数二，成数七）和象数奇偶的阴

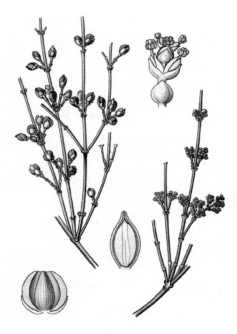

◎麻黄

阳（七为奇数，属阳数；六为偶数，属阴数）来解释。因为七为阳数，六为
阴数，所以有"七日愈，六日愈"的说法，其中似含有预后的意思。但疾病
的逾期，每因受邪的轻重、人体的强弱、治疗的当否而有所不同。因此"发
于阳，七日愈；发于阴，六日愈"尚待进一步研究。

【原文】

　　太阳病，头痛至七日以上自愈者，以行其经尽①故也。若欲作再经②者，
针足阳明，使经不传则愈。（8）

【注释】

①行其经尽：指邪在太阳经其势已衰而愈。②欲作再经：指太阳邪气欲有内
传之势。

【译解】

　　太阳病从发病到痊愈有一个自然周期。太阳病七日以上，而头痛及其他

诸证自愈者，这是邪在本经已衰，正气来复，故云"以行其经尽故也"。之所以说"七日"，是根据《素问·热论》中的"七日巨阳病衰，头痛少愈"而加以引申，以省文的笔法略去太阳病其他脉证。头痛的减轻或自愈，表示太阳病已解。

若七日以上太阳病未解，病邪有入里之势，当刺足阳明经，振奋阳明之气，促进气血运行通畅，增强机体的抗病能力，则可防止疾病的传变。

【原文】

太阳病欲解时①，从巳至未上②。（9）

【注释】

①欲解时：指邪气欲解的时间，非疾病必愈的时间。②从巳至未上：指巳、午、未3个时辰，即从9时至15时。

【译解】

人与自然息息相关，因此一年、一季、一天内阴阳的盛衰变化，亦能对人产生重要的影响。一天中9时到15时自然界阳气最旺之时，人体正气得到自然界阳气的资助，则有利于驱邪外出，而"巳午未"3个时辰，是太阳经旺盛之时，故太阳病邪解于"巳至未"3个时辰。

【原文】

风家①表解，而不了了②者，十二日愈。（10）

【注释】

①风家：指常病伤风感冒者。②不了了：病未彻底痊愈，尚有不舒服的感觉。

【译解】

风家，即素患太阳表证之人。"此虽举风家，伤寒概之矣。"表解不了了，指表邪已去，身微有不适而言。大凡治病，但邪气去者，尚不为了，必正气恢复，才能神清身爽。病既称风家，必正气素虚。因此，表解之后，须稍待数日，静息调养，才可康复，十二日，约略之辞也。

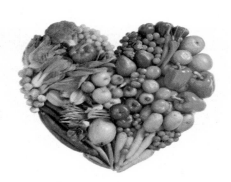

注家对本条的注释可概括为二：一是凡病之解，只驱邪尚嫌不足，应当注意正气的恢复。二是正气之变，不当只注意用药物扶持，而且还要注意到人体的自愈功能。

中医学自《内经》开始，就非常注意身体的自复功能，因凡药皆有所偏，故用药治病，当适可而止，"毒药攻邪"之后，必以"五谷为养，五果为助，五畜为益，五菜为充，气味合而服之，以补益精气"，才可使疾病痊愈。张仲景深得《内经》之旨，并具体应用于临床，提出勿药而俟其自愈之条甚多。如第49条之"津液自和，便自汗出愈"等都是这种思想的体现。

【原文】

病人身大热，反欲得近衣者，热在皮肤，寒在骨髓也；身大寒，反不欲近衣者，寒在皮肤，热在骨髓也。（11）

【译解】

病人如果出现身体发热、手足灼热和面红耳赤等系列症状，却感到身体很冷，这是热在皮肤而寒在骨髓，属表热里寒，这是寒证，是由于人体遭受邪气侵袭造成的。病人如果外在体温不高，而他却感觉身体很热，这属于表寒里热，这是热证。凡出现里热，要么是温病、暑病，要么是伤寒化热、中风化热。

总而言之，恶寒是寒证，恶热是热证，寒证用热药，热证用寒药。

【原文】

太阳中风，阳浮而阴弱，阳浮者，热自发；阴弱者，汗自出……桂枝汤主之。（12）

【译解】

本条属于桂枝汤两重点证候，也是《伤寒论》的第一方证。品读本条应与第二条的太阳"中风"相互参合，因为仲景写作的特点一般是先详后略，本条虽然详细补充描述了关于发热、恶寒、恶风的具体状况，但还是省略了脉象。本条的难点有二：一是关于"阳浮而阴弱"的理解，二是关于桂枝汤的止汗问题。

"阳浮而阴弱"，有注家和教材作脉象解者，认为"阳浮"指脉象的寸部浮，阴弱指脉象的尺部弱。更进而认为"阴阳"作浮沉言，如程郊倩说："阴阳以浮沉言，非以尺寸言。"这种说法极为牵强，但影响颇大。其实原文在"阳浮而阴弱"的前面，并未冠以"脉"字，既然如此，为何以脉为释？若会通后面桂枝汤证的"荣弱卫强"之说，本条的"阳浮阴弱"，应该做病机解比较合理。之所以讲"阳浮而阴弱"，是为了后面进一步阐述发热与汗出两症而设的。阳浮，指卫阳浮盛，故称"阳浮者热自发"；阴弱，指营阴不足，故称"阴弱者汗自出"。

关于桂枝汤，有认为是发汗剂，有认为是和解剂，亦有认为是补益剂，甚至桂枝到底是止汗药还是发汗药，至今仍然是个争论的问题。我们认为关键问题在于药与用的关系未搞清楚。这个问题在《伤寒论》方药研究思维上带有普遍性，值得一谈。

止汗之说，源于桂枝汤。推理逻辑是这样的：桂枝是桂枝汤的主药，桂枝汤是主治太阳中风证的，而太阳中风证又多见自汗出，那么，桂枝汤就不属发汗之方，而桂枝自然是止汗之药了。李东垣、陶华、方有执等注家均持此说。更有甚者如喻嘉言和《医宗金鉴》，竟认为桂枝非但止汗，还能监制麻黄发汗。问题在于：麻黄与桂枝同属辛温之品，一个峻汗，另一个却止汗，逻辑何在？桂枝二麻黄一汤，桂枝的用量远远超过麻黄，此方究竟是发汗方，还是止汗方？李东垣虽然否认桂枝汤是发汗之方，但若云桂枝为止汗之药，恐怕他也是不会同意的，因为他还讲过："气之薄者，桂枝也……气薄则发泄，桂枝上行而发表。"

或问：桂枝甘草汤治发汗过多的心悸证，若桂枝是发汗的又何以用之？

难道不怕复汗更伤心阳？这就牵扯到桂枝的"药"与"用"的问题了。药，指药物本身固有的功能；用，指药物临证的具体运用。中医临证用药，"用"的学问远远大于"药"的学问。这是因为"药"是定规的，"用"却是活泛的，而中医的一点学问，几乎全在这个"活"字上。药物功能倒背如流，临床不会用药者不在少数，其缘由全在于此。桂枝就药物本身性味及功能而言属发汗药，但并非说凡用桂枝就必是发汗，也并非说凡有桂枝的方子就必是发汗方。药与用、药与方的

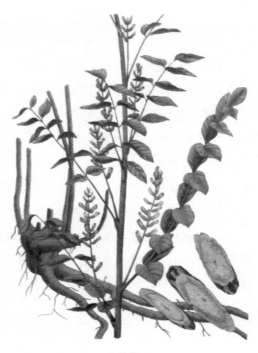

◎甘草

概念不尽相同，必须分清。桂枝甘草汤证心悸、发汗多是病因，心阳虚是病机，病由外感转为内伤。外无表证，桂枝的辛散解肌功能就无病与之相应，而其温通心阳的功能就会充分发挥，所以桂枝于此方功在温通心阳。可知，这里还涵示着一种药与病的关系问题。

　　肯定桂枝止汗（收汗），其思维只囿于表面现象而未及本质。试问：桂枝味辛温通，收汗之理何在？若通过现象看本质，桂枝无汗能发则是，有汗能收则非。太阳中风自汗或内伤营卫不和自汗，其机制均是卫分司开合功能失常，而桂枝外散风邪，内通卫阳，即使能收汗止汗，也是在辛散解肌和卫的基础上以止汗的。《本草衍义补遗》指出："卫有风邪，故病自汗，非桂枝能收汗而治之。"说得何等明白，可惜人多忽之。

【原文】

　　太阳病，头痛，发热，汗出，恶风，桂枝汤主之。（13）

【译解】

本条所述桂枝汤的主要证治，已分别见于第2条、第12条，看似重复，然而以"太阳病"冠首，并指出桂枝汤证的四大症状"头痛、发热、汗出、恶风"提示后世医生，临床用药只要见到"头痛、发热、汗出、恶风"即可选用桂枝汤治疗。柯韵伯解释说："此条是桂枝本证，辨证为主，合此证即用此汤，不必问其伤寒、中风、杂病也。今人凿分风寒，不知辨证，故仲景佳方，置之疑窦。四症中头痛是太阳本证。头痛、发热、恶风与麻黄证同。本方重在汗出，汗不出者，便非桂枝证。"本条重在说明桂枝汤的运用，不拘于太阳中风，只要见此四症，即使用桂枝汤治疗。本条述其症而未言其脉，意在说明中风证多见脉浮缓，但桂枝汤的使用却未必一定要见到脉浮缓，只要具有头痛、发热、汗出、恶风之症，即可选用桂枝汤治疗。

【原文】

太阳病，项背强几几，反汗出恶风者，桂枝加葛根汤主之。[方三]（14）

葛根四两　麻黄二两（去节）　芍药二两　生姜三两（切）　甘草二两（炙）大枣十二枚（擘）　桂枝二两（去皮）

上七味，以水一斗，先煮麻黄、葛根，减二升，去上沫，内诸药，煮取三升，去滓。温服一升，覆取微似汗，不须啜粥。余如桂枝法将息及禁忌。（臣亿等谨按：仲景本论。太阳中风自汗用桂枝，伤寒无汗用麻黄，今证云汗出恶风，而方中有麻黄，恐非本意也。第三卷有葛根汤证云无汗恶风，正与此方同，是合用麻黄也。此云桂枝加葛根汤，恐是桂枝中但加葛根耳。）

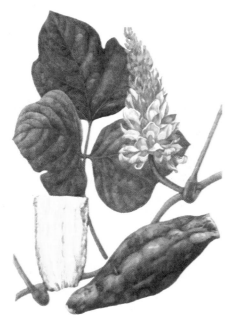

◎葛根

【译解】

桂枝加葛根汤，治风寒外束、营卫不和、经输不利、筋脉失养致项背拘紧之证，而项背肌腠气行不畅者。

【原文】

太阳病，下之后，其气上冲①者，可与桂枝汤，方用前法②。若不上冲者，不得与之。（15）

【注释】

①气上冲：不能理解为一种症状，而表病势。虽经误下，但正气不虚，能奋起抗邪，发热、恶风、汗出之表虚证仍在。②方用前法：指按照12条桂枝方后的要求用药。

【译解】

太阳病邪气在表，当用辛温解表之法，使邪从外散。而医生误用攻下之法，正气不虚，奋起抗邪，表邪不得内陷，故仍可以用桂枝汤，并需要遵照桂枝汤的服用要求。如果正气不足，不能趋上抗邪，则可导致邪气内陷，邪气已内陷，则不得使用解肌祛风、调和营卫之桂枝汤。

【原文】

太阳病三日，已发汗，若吐，若下，若温针①，仍不解者，此为坏病②，桂枝不中③与之也。观其脉证，知犯何逆，随证治之。桂枝④本为解肌⑤，若其人脉浮紧，发热汗不出者，不可与之也。常须识⑥此，勿令误也。（16）

【注释】

①温针：是针刺与艾灸合用的一种方法。用艾灸针柄，使热力透入穴位。②坏病：因误治而导致的变证，因其证候错综复杂，难以用六经正其名，故云坏病。③不中：河南地方方言，即不能、不可的意思。④桂枝：此处指

桂枝汤。⑤解肌：指解散肌表之邪。⑥识：牢记之意。

【译解】

本条可分为两段理解。

从"太阳病三日"至"随证治之"为第一段，指出坏病的形成及治疗原则。"太阳病三日"，指出太阳病的发病时间；三日，表示病程的大约时间，并非恰好三天。"已发汗，若吐、若下、若温针"指疾病的治疗过程，先用汗法后不解，继用吐、下、温针后，疾病仍不能解除；汗、吐、下、温针后疾病仍不能解除，说明疾病病情错综复杂，无六经病证候可循，故称其为"坏病"。桂枝汤不能用于治疗坏病。"观其脉证，知犯何逆，随证治之"是坏病的治疗原则。观其脉证，指用四诊的方法（望、闻、问、切），审查临床的脉证；知犯何逆，根据四诊收集的资料，判断疾病侵犯的脏腑；随证治之，根据临床的疾病类型，重新立法选方治疗。

从"桂枝本为解肌"至"勿令误也"为第二段，指出桂枝汤的使用禁忌。"桂枝本为解肌"，指出桂枝汤具有解肌祛风、调和营卫的作用。"若其人脉浮紧，发热汗不出"，属于伤寒表实证。桂枝汤用于治疗中风表虚证，若出现伤寒表实证，是不能使用桂枝汤的。"常须识此，勿令误也"，仲景最后谆谆告诫后世医家，要懂得有汗不得用麻黄汤，无汗不得用桂枝汤的道理，千万不可误用，否则会导致疾病的变化。

【原文】

若酒客病，不可与桂枝汤，得之则呕，以酒客不喜甘故也。（17）

【译解】

湿热内蕴者禁用桂枝汤，因桂枝汤为辛甘温之剂，辛温生热，味甘助湿，可使湿热更盛，壅滞脾胃，胃气上逆而作呕。反之患太阳中风，但无湿热，亦不必禁之，可与桂枝汤。

【原文】

喘家①，作桂枝汤，加厚朴杏子佳。［方六］（18）

【注释】

①喘家：指素患喘病的人。

【译解】

本条讲平素有喘疾，又因太阳中风而诱发的治法。所以用桂枝加厚朴杏仁者，是喘者必又兼桂枝汤证也。本条未明言太阳中风证，乃省文笔法，与第17条"若酒客病，不可与桂枝汤，得之则呕，以酒客不喜甘故也"之笔法相同。本方属旧病新感同治法。

【原文】

凡服桂枝汤吐者，其后必吐脓血也。（19）

【译解】

本条以服用桂枝汤后而吐，说明里热盛者不可服用桂枝汤，因桂枝汤属辛温解表之剂，以辛能助热，若误用之，必致火热内盛，火热炽盛必导致吐脓血之变。仲景以"其后必吐脓血也"告诫后世医家，里热内盛者，当禁用辛温之桂枝汤，否则将导致疾病恶化，至于是否一定出现吐脓血，非为定论。

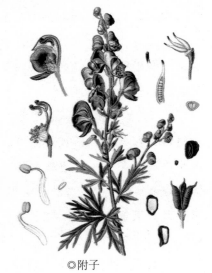

◎附子

【原文】

太阳病，发汗，遂漏①不止，其人恶风，小便难②，四肢微急③，难以屈伸者，桂枝加附子汤主之。（20）

【注 释】

①漏：表程度，比自汗为重。此指渗泄不止的意思。②小便难：指小便量少。③微急：指四肢拘急，屈伸不利。

【译 解】

　　发汗是太阳病的重要治法，然而发汗一定要适度，以去邪归正为目的。发汗后，若出现汗漏不止，这是因为发汗太过而导致卫阳损伤、营阴外泄的缘故。如果一直出汗，腠理疏松，病人就会怕风。出汗太多会造成津液损伤，使津液不能下输到膀胱，因而就会出现小便困难。血与汗同出一源，汗出太多就造成营血的亏虚，而营血不足，既不能充盈脉道，又不能濡养筋脉，所以就会出现四肢拘挛、屈伸不利等症状。对于以上病证，需要调和营卫，扶阳解表，用桂枝加附子汤药方进行治疗。

【原 文】

　　太阳病，下之后，脉促胸满者，桂枝去芍药汤主之。（21）

【译 解】

　　本条是桂枝汤的加减证，主症是"胸满"，而"脉促"则属于难点。

　　太阳病本来阳浮，"下之后"，一则伤损阳气，二则挫遏阳气，因此导致胸阳不振，出现胸满。桂枝汤尤其是方中的桂枝与生姜，一方面祛风解表，另一方面振奋胸阳。之所以"去芍药"，是因为芍药属于苦泄阴凉之品，必有碍于宣发胸阳。

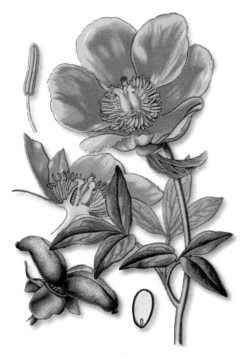

◎芍药

关于"脉促",颇令人费解。若按王叔和《脉经》"促脉,来去数,时一止复来"理解,与后世之脉法颇为吻合,但与仲景之"脉促者,表未解也"(第34条)相悖。仲景言之凿凿,不应别出歧义。查"促"之古义,是言急迫。《伤寒论》中有关促脉的条文,从病机分析,均未出此义。促脉的出现,多是太阳病下后形成的,可知促脉乃浮脉变化而来,当属浮之变脉,仲师称其"表未解"。其机制是,下后虽正气受挫,但表邪尚在,正气急急趋表抗邪,气血仍向上向外,故脉现急促,上壅两寸。与《黄帝内经》所谓"中手促上击"正相吻合。所以"促脉",与太阳病下之后出现的"其气上冲""微喘"等表现一样,均反映了表邪未解、正气趋表的病理机制。

【原文】

若微寒者,桂枝去芍药加附子汤主之。(22)

【译解】

本条承接桂枝去芍药汤证,阐述再兼见"微寒者"的辨证论治。因此,"微寒"既是重点,又是难点。

因为本证属于桂枝汤证的兼证,本应该表邪未解,既然表邪未解,自然本当恶寒。如此何言兼见"微寒"?于是有的注家将"微"字,解释为"脉微",以求与加附子之治相应。可问题是,若真是脉微,属于亡阳证,加附子也应该是生附子,而不是炮附子。另外仲景言脉象者,均前冠"脉"字,而本条并未冠称。可知,"微寒"仍应是微微恶寒,从加附子可知,应属于内伤阳虚之恶寒。

注家之所以牵强地讲成脉微,是未有明白,无论外感内伤,只要是怕冷,则仲景通称为恶寒。后世为了区别外感与内伤之怕冷,才分出"恶寒"与"畏寒",显然是诊断学上的进步。

【原文】

太阳病,得之八九日,如疟状①,发热恶寒,热多寒少②,其人不呕③,清便欲自可④,一日二三度发。脉微缓者,为欲愈也;脉微而恶寒者,此阴

阳俱虚⑤，不可更发汗、更下、更吐也；面色反有热色⑥者，未欲解也，以其不能得小汗出，身必痒，宜桂枝麻黄各半汤。（23）

桂枝一两十六铢（去皮）　芍药　生姜（切）　甘草（炙）　麻黄（去节）各一两　大枣四枚（擘）　杏仁二十四枚（汤浸，去皮尖及两仁者）

上七味，以水五升，先煮麻黄一二沸，去上沫，内诸药，煮取一升八合，去滓。温服六合。本云：桂枝汤三合，麻黄汤三合，并为六合，顿服。将息如上法。

臣亿等谨按：桂枝汤方：桂枝、芍药、生姜各三两，甘草二两，大枣十二枚。麻黄汤方：麻黄三两，桂枝二两，甘草一两，杏仁七十个。今以算法约之，两汤各取三分之一，即得桂枝一两十六铢。芍药、生姜、甘草各一两，大枣四枚，杏仁二十三个零三分枚之一，收之得二十四个，合方。详此方乃三分之一，非各半也，宜云合半汤。

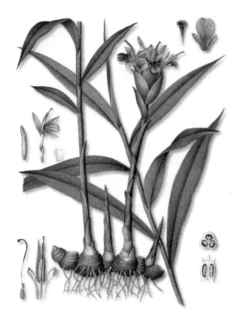

◎生姜

【注释】

①如疟状：疟疾寒热往来，休作有定时，但不是一日发作二三次，所以说"如疟"而不是疟疾。②发热恶寒，热多寒少：发热恶寒，表示表证未解，热多寒少是正复邪衰的征象。③其人不呕：呕为少阳病的主症之一，在此提示非少阳证。④清便欲自可：清，同圊，即厕所。古代称如厕为"行清"。清便欲自可，指大小便正常，在此提示非阳明证。⑤阴阳俱虚：这里的阴阳指表里言，谓表里都虚。⑥热色：就是红色。

【译解】

本条说明太阳病八九日不解的三种归转，及其脉证和治疗。条文可分为两段来理解。"太阳病……一日二三度发",为第一段,说明患太阳病的时间和证候。病人的主要证候是如疟,发热恶寒,热多寒少,一日二三度发。虽有往来寒热,但因表现为一日二三度发,所以是如疟而非疟。发热恶寒,说明邪在于表,病的性质仍属太阳。得之八九日,热多寒少,说明邪入日久而见衰,阳气将复而有驱邪外出之势。但因患病已久,在辨证上,传经之变必当排除,所以举出不呕、清便欲自可两个证候以排除传里之变。不呕,则未入少阳;二便调,则未入阳明。这一段条文,把病的性质、正邪双方力量的对比交代得清楚无疑。第二段,列举三种转归:第一种,脉见缓和,向愈之象,故从略。第二种,脉微者是正气衰,恶寒者是阳气虚。因表里俱虚,故提出治疗禁忌,勿犯虚虚之戒。第三种是本条的重点,有证有方,邪郁于表,不可汗;正气略虚,不可过汗。故提出驱邪而不伤正的麻桂合方减量以服,亦称为小汗法。所选注家,论述精当。尤在泾对条文分析全面贴切。黄坤载对阳郁于表而面赤身痒,当用小汗法的病理,阐述是尤为透彻。

桂枝麻黄各半汤为桂枝汤和麻黄汤两方的合剂,可以说是汗法中之偶方轻剂,适用于表邪已微,正气略虚,尚需得汗而解者。因表邪未解,阳郁于表,不得汗出,故当取麻黄汤疏达皮毛,汗之而解,此非桂枝汤所能奏达;因病已日久,正气略虚,驱邪力薄,当取桂枝汤扶助正气,调和营卫,此非麻黄汤所能专任。因此,两方相合而轻用,各有所取,以收小汗辟邪之效果,而避过汗伤正之弊。各家对本方的理解基本一致,对药量和煎服法,有两种理解:一为两方相合,取其药量的1/3;一为两汤各取三合,顿服之。柯氏力主后者,强调两者差异,但未提出临床验证,有待进一步探讨。

【原文】

太阳病,初服桂枝汤,反烦不解者,先刺风池①、风府②,却③与桂枝汤则愈。(24)

【注释】

①风池:足少阳胆经穴。在枕骨粗隆直下的凹陷处与乳突之间,当斜方肌和胸锁乳突肌上段之间。②风府:督脉经穴。在后项入发际1寸,枕骨与第一

颈椎之间。③却：再的意思。

【译解】

太阳中风，服用桂枝汤为正确的治法，服用后应遍身漐漐微似有汗而解。今服用桂枝汤后，不仅未见汗出病减，而更增烦闷不舒之象，但太阳中风证仍在者，此烦非邪热入里之变，而因病重药轻、药不胜邪。属于太阳中风之重证，治疗当先刺风池、风府，以疏通经络之邪气，再与桂枝汤解肌祛风，调和营卫，使邪气从表而解。

【原文】

服桂枝汤，大汗出，脉洪大者，与桂枝汤，如前法。若形似疟，一日再发①者，汗出必解，宜桂枝二麻黄一汤。（25）

桂枝二麻黄一汤方

桂枝一两十七铢（去皮） 芍药一两六铢 麻黄十六铢（去节） 生姜一两六铢（切） 杏仁十六个（去皮尖） 甘草一两二铢（炙） 大枣五枚（擘）

上七味，以水五升，先煮麻黄一二沸，去上沫，内诸药，煮取二升，去滓，温服一升，日再服。本云：桂枝汤二分，麻黄汤一分，合为二升，分再服。今合为一方，将息如前法。

臣亿等谨按：桂枝汤方，桂枝、芍药、生姜各三两，甘草二两，大枣十二枚。麻黄汤方，麻黄三两，桂枝二两，甘草一两，杏仁七十个。今以算法约之，桂枝汤取十二分之五，即得桂枝、芍药、生姜各一两六铢，甘草二十铢，大枣五枚。麻黄汤取九分之二，即得麻黄十六铢，桂枝十铢三分铢之二，收之得十一铢，甘草五铢三分铢之一，收之得六铢，杏仁十五个九分枚之四，收之得十六个。二汤所取相合，即共得桂枝一两十七

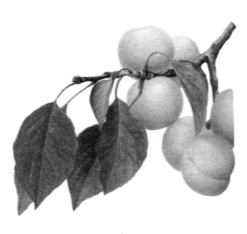

◎杏

铢，麻黄十六铢，生姜、芍药各一两六铢，甘草一两二铢，大枣五枚，杏仁十六个，合方。

【注释】

①一日再发：指一天发作两次。

【译解】

太阳病，服用桂枝汤治疗，其方后要求"遍身漐漐，微似有汗者益佳，不可令如水淋漓，病必不除"。而本条指出服桂枝汤后大汗出，邪不得外解，可出现两种不同脉症。其一，大汗出，脉洪大者，因伴有恶寒、发热等症，故云："与桂枝汤，如前法。"不但用桂枝汤，而且要遵循桂枝汤方后的服用方法。其二，若服药后发热恶寒呈现阵发性发作，一日发作两次者，治宜桂枝二麻黄一汤。

【原文】

服桂枝汤，大汗出后，大烦渴不解，脉洪大者，白虎加人参汤主之。（26）

知母六两　石膏一斤（碎，绵裹）　甘草二两（炙）　粳米六合　人参三两

上五味，以水一斗，煮米熟，汤成，去滓。温服一升，日三服。

【译解】

于本条当如是意会：首先，本太阳病表阳寒虚证，服桂枝汤后，转为阳明病里阳热虚证之白虎加人参汤证者，与白虎加人参汤。白虎加人参汤证，当有舌上干燥。其次，"服桂枝汤，大汗出后"作设辞看，即无论服桂枝汤抑或未服桂枝汤，无论服桂枝汤抑或服其他汤，凡见大烦渴不解、脉洪大等阳明病里阳热虚证者，白虎加人参汤主之。桂枝证，服桂枝汤则病当解，何以转属白虎加人参汤证？盖桂枝证，服桂枝汤，如法将息，得微汗出，病即解，然若不如法将息，令汗出如水流漓，致津液耗伤，现大烦渴、口舌干燥、脉洪大者，此转属为白虎加人参汤证矣。《医理真传》云："仲景人参白虎

汤、三黄石膏汤，是灭火救阴法也；芍药甘草汤、黄连阿胶汤，是润燥扶阴法也；四苓滑石阿胶汤、六味地黄汤，是利水育阴法也。"言灭火救阴法，则麻黄杏仁甘草石膏汤、大小柴胡汤、葛根黄连黄芩汤、大黄黄连泻心汤、栀子豉汤、陷胸辈、承气辈、白头翁汤等方亦属之；言润燥扶阴法，则猪肤汤、甘草汤、麻子仁丸、黄芩汤、麦门冬汤、白头翁加甘草阿胶汤、百合地黄汤、竹叶石膏汤等方亦属之。盖以法摄方，则其旨约而体理易明，而以方疗病，必使与证相应，则重分析而事用乃行。

【原文】

太阳病，发热恶寒，热多寒少。脉微弱者，此无阳也，不可发汗。宜桂枝二越婢一汤。（27）

桂枝（去皮）　芍药　麻黄　甘草（炙）各十八铢　大枣四枚（擘）　生姜一两二铢（切）　石膏二十四铢（碎，绵裹）

上七味，以水五升，煮麻黄一二沸，去上沫，内诸药，煮取二升，去滓，温服一升。本云：当裁为越婢汤、桂枝汤合之，饮一升。今合为一方，桂枝汤二分，越婢汤一分。

臣亿等谨按：桂枝汤方：桂枝、芍药、生姜各三两，甘草二两，大枣十二枚。越婢汤方：麻黄二两，生姜三两，甘草二两，石膏半斤，大枣十五枚。今以算法约之，桂枝汤取四分之一，即得桂枝、芍药、生姜各十八铢，甘草十二铢，大枣三枚。越婢汤取八分之一，即得麻黄十八铢、生姜九铢、甘草六铢、石膏二十四铢，大枣一枚八分之七，弃之。二汤所取相合，即共得桂枝、芍药、甘草、麻黄各十八铢，生姜一两三铢，石膏二十四铢，大枣四枚，合方。旧云：桂枝三，今取四分之一，即当云桂枝二也。越婢汤方，见仲景杂方中。（《外台秘要》[一云起脾汤]）。

【译解】

太阳病表阳寒虚证与太阳病表阳热虚证之合并证，表现为发热恶寒、热多寒少，可用桂枝二越婢一汤进行治疗。如果脉象微弱，无太阳营卫表证，此属少阴病里阴寒虚证，既然不是表证，怎么可以用发汗法呢？　治疗上，应当根据病证而选用四逆辈。本条运用了倒装句，"宜桂枝二越婢一汤"须移到"热多寒少"句之后，而"脉微弱者，此无阳也，不可发汗"为夹嘱之句。

【原文】

服桂枝汤，或下之，仍头项强痛。翕翕发热，无汗，心下满微痛，小便不利者，桂枝去桂加茯苓白术汤主之。（28）

芍药三两　甘草二两（炙）　生姜（切）　白术　茯苓各三两　大枣十二枚（擘）

上六味，以水八升，煮取三升，去滓，温服一升，小便利则愈。本云：桂枝汤，今去桂枝加茯苓、白术。

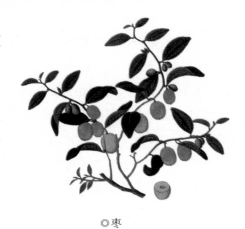

◎枣

【译解】

桂枝去桂加茯苓白术汤，治脾虚津伤、水气内停之证。

【原文】

反与桂枝，欲攻其表，此误也……若厥愈足温者，更作芍药甘草汤与之。（29）

【译解】

此段条文比较长，先后设有四方，品读此条必须抓住两个要点，一是"欲攻其表"的"攻"字，一是"芍药甘草汤"的"芍药"。专注了这两点，引申分析就能揭示本条的真正旨意所在。

先品味"攻"字。凡言"攻"，应该是峻猛之方，如承气汤、陷胸汤之类。而桂枝汤属于发汗轻剂，正因如此，仲景还讲过"宜桂枝汤小和之"的话，足证即使仲景之本意，桂枝汤也绝对称不上所谓的"攻"剂。连发汗峻剂麻黄、青龙诸汤尚未言"攻"，何况桂枝汤。问题是本条为什么言之凿凿"反与桂枝，欲攻其表"了呢？细究脉症，发现此"攻"之意，非在桂枝汤之"方"上，而在桂枝汤之"用"上。

条文前半部云"伤寒脉浮，自汗出，小便数，心烦，微恶寒，脚挛急"，出现脉浮、自汗出、微恶寒，是表虚证；兼见小便数、心烦、脚挛急，是里虚证。表里俱虚，或先扶正治里，或扶正解表同治，就是不能先解表，即使是类似桂枝汤这样的发汗轻剂。显然，仲景在提示我们，尽管桂枝汤绝非攻剂，但运用不当，尤其对于虚证来说，却会起到与攻剂相同的结果，即进一步伤阳损阴。本条以举例形式，详尽论述虚人外感误汗的变证及救治，可谓用心良苦。同时提示医家治病当注意方药、病症与体质之间的辨证关系，避免那种见药见病不见人的时弊。

再品味芍药甘草汤。此方药仅两味，由于善治筋脉肌肉挛急证，为后世医家所推崇。但此方药物配伍及治疗机制却值得探讨。传统说法均认为此方为酸甘化阴、濡养筋脉之剂，我们认为分析思维有误区。

其一，芍药味苦非酸，功泄非敛。《神农本草经》云"芍药味苦平"。这就证明，古代对芍药气味的认识与今有别。所以，从本源而言，芍药味苦非酸，功泄非敛。如大柴胡汤、四逆散、黄芩汤、桂枝加芍药汤、桂枝加大黄汤诸方，其芍药均取其味苦通泄之功，以活血通络、破滞达邪。现代对芍药的认识，过分强调了其柔润滋补的一面，而忽视了其苦泄破滞的一面。对《伤寒论》中芍药的认识，尤当以《本草经》为基准。

其二，此方标本同治，补泻兼施。芍药甘草汤既非酸甘化阴，那也必是苦甘化阴，总之，对芍药甘草汤不能

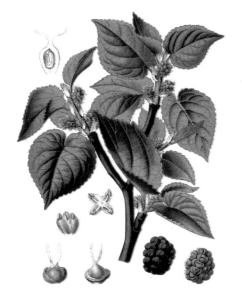

◎桑

脱开"化阴"二字，这又是一种误区。其实，芍药甘草汤是一标本同治、补泻兼施之方。此方对筋脉肌肉挛急的针对性很强，且取效较快。究其原因，一方面固然与其补益阴血、柔润筋脉有关，但也不应忽视另一方面的功效，这就是芍药味苦，还能通络，甘草味甘，还能缓急。通络与缓急，均直接作用于挛急的筋脉，虽属治标，但其作用不可低估。如果仅强调其化阴滋养，试问：将芍药、甘草，易为熟地黄、阿胶、何首乌等滋阴濡润之药，能达到芍药甘草汤治筋脉挛急的功效吗？退而言之，即使是酸甘化阴，将芍药易为乌梅、山茱萸、桑葚等味酸之品，与其和甘草配伍，这可以说是真正的酸甘化阴，试问：能达到芍药甘草汤治筋脉挛急的功效吗？临床证明传统观点是错误的，同时亦证明分析思维的正确是多么重要。

【原文】

问曰：证象阳旦①，按法治之而增剧，厥逆，咽中干，两胫②拘急而谵语。师曰：言夜半手足当温，两脚当伸。后如师言，何以知此？答曰：寸口脉浮而大，浮为风，大为虚，风则生微热，虚则两胫挛，病证象桂枝，因加附子参其间，增桂令汗出，附子温经，亡阳故也。厥逆咽中干，烦躁，阳明内结，谵语烦乱，更饮甘草干姜汤，夜半阳气还，两足当热，胫尚微拘急，重与芍药甘草汤，尔乃胫伸，以承气汤微溏，则止其谵语，故知病可愈。（30）

【注释】

①阳旦：桂枝汤之别名。张令韶云："桂枝一名阳旦。"②胫：小腿，从膝盖到脚跟的一段。

【译解】

有人问道："病人的症状像桂枝汤证，但用桂枝汤治疗后，病情不减，反而加剧，出现手足逆冷，咽中干，两小腿肌肉拘急疼痛，甚至出现谵语。老师答曰：病人夜半手足当温暖，两脚当以伸展。后来病情的发展，如老师预言的一样，老师怎样知道的呢？"老师回答说："寸口的脉浮而大，浮是感受风邪，大是正虚的表现；感受风邪则会出现轻微的发热，正气不足，筋脉失养则两小腿拘急疼痛。症状很像桂枝汤证，但不属于桂枝汤证，而属于桂枝汤兼阴阳两虚证，正确的方法应当用桂枝汤加附子温经扶阳解表并用。但医者用桂枝汤并增加桂枝的用量。附子温经扶阳，桂枝辛温通阳、主散。因增加桂枝用量而导致汗出亡阳，阳气虚衰，不能温煦则厥逆；阴津耗伤不能上承与咽则咽中干；津伤热扰则烦躁。若津伤肠燥，糟粕内停，邪热上扰则谵语烦乱。阴阳两虚证当先扶阳，方用甘草干姜汤，夜半阳气来复，故手足当温暖；若两小腿筋脉拘急不解，再复其阴，方用芍药甘草汤，筋脉得到营阴濡养故两小腿屈伸自如。若见谵语不止者，以承气汤微通大便，大便微溏，邪热下有出路，故治谵语不久可愈。"

【原文】

太阳病，项背强几几，无汗恶风，葛根汤主之。（31）

葛根汤方

葛根四两　麻黄三两（去节）　桂枝二两（去皮）　生姜三两（切）　甘草二两（炙）　芍药二两　大枣十二枚（擘）。

上七味，以水一斗，先煮麻黄、葛根，减二升，去白沫，内诸药，煮取三升，去滓，温服一升，覆取微似汗。余如桂枝法将息及禁忌。

【译解】

上述诸家对本证的机制已阐释完备，尤以成氏平允可取。方氏指出"风寒皆通恶"，有其临床实际意义。喻、徐二氏均言太阳、阳明合病，其义亦当。本证与麻黄汤证相近，二者不同的是，麻黄汤证有喘而无项背强几几，葛根汤证没有喘而有项背强几几，均有无汗恶风等太阳表实证。治疗上麻黄汤重在发汗定喘，故佐以杏仁；葛根汤重在发汗生津，故主以葛根。

学习本条应与14条桂枝加葛根汤证结合参看。

本方是主治太阳实证兼见项背强几几的主方。柯氏、王氏对于本方，议论精辟，方义解释十分中肯，《伤寒论译释》又综合前贤之长。任应秋指出："使用葛根汤的标准，似比桂枝汤重，较麻黄汤证为轻。"可做参考。但必须具有"项背强几几"的见证。近来实验研究证实，本方有较强解热作用。

其中葛根有扩张血管、缓解项背肌肉拘急紧张状态的作用。本方临床应用亦有发展，如祝谌予用本方治疗急性中耳炎、顽固性腰痛，尤其治产后受风腰痛，但以近期者效果较好。而病久邪已入经入血，则效果较差。眼肌麻痹的复视、面神经麻痹、中风口不能张开、急性风湿性关节炎、风湿热、脉管炎、半身出汗而半身不出汗、坐骨神经痛、肩关节周围炎等均可辨证应用。用治鼻额窦蓄脓时，可加生石膏、大黄。总之随着中医理论、中药药理研究的进展，葛根汤应用范围正在逐步扩大。

【原文】

太阳与阳明合病，必自下利，葛根汤主之。［方二］用前第一方，［一云用后第四方］。（32）

【译解】

本条主要阐述了太阳与阳明合病的证治。所谓合病，上述诸注家均认为是太阳与阳明两经同时受邪，即是外邪较盛，侵犯人体，出现太阳经的恶寒发热、头项强痛等表证，又出现阳明经的下利之证。邪自表入，表邪未尽，故仍以解外为主。《伤寒论》中关于太阳与阳明合病一共有3条，即第32条和第33条（"太阳与阳明合病，不下利，但呕者，葛根加半夏汤主之"）、第36条（"太阳与阳明合病，喘而胸满者，不可下，宜麻黄汤"）。这3条病机证治比较如下：

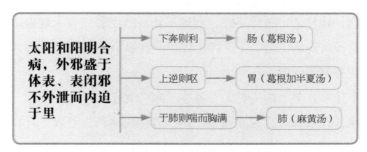

关于表邪是寒邪还是热邪各注家意见不一。陈修园认为是表热内陷，唐容川、喻嘉言等认为是表寒内迫。从方测证，葛根汤用麻、桂、姜等辛温之品，故应以外感风寒之邪最妥。

关于本方与葛根芩连汤治利的比较。本方主治太阳阳明合病下利者，即太阳表寒之邪内迫，阳明里气不和下陷所致，治疗上以葛根配麻黄、桂枝解表散寒，寒邪散，里气和则利自止；葛根芩连汤，是太阳表虚证，医反用下，利遂不止，邪热内迫于肺出现喘而汗出，故用葛根配芩连轻清外发，清热止利，里气和，则诸证自解，重在清里。

【原文】

太阳与阳明合病，不下利，但呕者，葛根加半夏汤主之。（33）

葛根加半夏汤方

葛根四两　麻黄三两（去节）　甘草二两（炙）　芍药二两　桂枝二两（去皮）　生姜二两（切）　半夏半升（洗）　大枣十二枚（擘）。

上八味，以水一斗，先煮葛根、麻黄，减二升，去白沫，内诸药，煮取三升，去滓，温服一升。覆取微似汗。

【译解】

太阳与阳明病同时发病，不下利，只是呕逆者，因外邪内迫阳明，未影响大肠的传导功能，故不下利；内犯于胃，胃气上逆发为呕逆。用葛根加半夏汤治疗。方用葛根汤发汗解表，加半夏降逆止呕。

【原文】

太阳病，桂枝证，医反下之，利遂不止，脉促者，表未解也。喘而汗出者，葛根黄芩黄连汤主之。［方四］促，一作纵。（34）

葛根黄芩黄连汤方

葛根半斤　甘草二两（炙）　黄芩三两　黄连三两。

上四味，以水八升，先煮葛根，减二升，内诸药，煮取二升，去滓，分温再服。

【译解】

这里论述的是里热夹杂表邪下利的证治。由于医生误用下法导致表邪内陷，出现腹泻不止。腹泻到底属于虚，还是实，还是热，应该根据脉证来判断。

脉促，脉数而迫切，不是数而中止的促脉。数为里有热，同时说明阳气盛，表邪没有完全入里，所以表未解；表未解的同时，又有里热下利，可称为里热夹杂表邪下利，或者叫协热利。表邪束缚肺气不宣，所以喘。既然是热利，必然有大便污秽、暴注下迫、下利肛热的表现，治疗就用表里两清的葛根黄芩黄连汤。

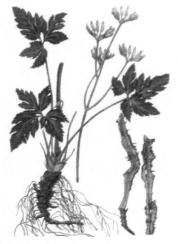
◎黄连

【原文】

太阳病，头痛发热，身疼腰痛，骨节疼痛，恶风，无汗而喘者，麻黄汤主之。（35）

麻黄汤方

麻黄三两（去节）　桂枝二两（去皮）　甘草一两（炙）　杏仁七十个（去皮尖）。

上四味，以水九升，先煮麻黄，减二升，去上沫，内诸药，煮取二升半，去滓，温服八合。覆取微似汗，不须啜粥，余如桂枝法将息。

【译解】

本条说明了太阳伤寒的主证和治疗方剂，应把本条与第1条、第3条结合起来学习和理解。第1条为太阳病的总纲，包括了伤寒与中风；第3条言脉而略于证；本条则详于证而未及脉。因此，必须前后参合，相互补充，才能掌握太阳伤寒的辨证要领，以及与太阳中风的鉴别。各注家多从寒邪的特点，太阳膀胱经的循行部位，以及它主一身之表的功能来阐发太阳伤寒的发病机制是很恰当的。本病的发病机制，在于寒邪外束肌表，而使卫阳闭郁于外，营阴阻滞。太阳之经气不得畅通，郁于上则头痛，郁于外则发热，郁于经脉则身疼腰痛、骨节疼痛。营卫阻滞，卫外功能失调，则恶风寒；腠理闭则无汗。肺合皮毛，皮毛闭塞则使肺气郁闭而为喘。尤在泾把太阳伤寒的病理概括为"外闭卫阳，而内郁营血"是很精当的。对"恶风""恶寒"的解释，柯韵伯提出了精湛的见解，《医宗金鉴》、钱潢也都指出了不可机械地划分。对无汗而喘，当以沈明宗解为好。至于麻黄八症中之主次，尤氏提出"惟骨痛、脉紧、无汗为麻黄汤的症"，柯氏提出"重在发热、身疼、无汗而喘"仅供参考。柯氏所提之发热，与中风桂枝证显然不好鉴别。临床当根据太阳伤寒辨证的有关条文全面考虑，不必再强分主次。

【原文】

太阳与阳明合病，喘而胸满者，不可下，宜麻黄汤。（36）

【译解】

太阳与阳明病的症状同时出现，喘而胸满者不可攻下。太阳表证宜用辛温解表；阳明里证宜用攻下。"不可下，宜麻黄汤"，提示疾病以太阳表证为主，故治宜麻黄汤发汗解表，而不可用攻下之法。

【原文】

太阳病，十日以去，脉浮细而嗜卧[1]者，外已解也。设胸满胁痛者，与小柴胡汤。脉但浮者，与麻黄汤。（37）

【注释】

①嗜卧：嗜，喜爱之意。嗜卧，形容病人安静修养，以复体力。

【译解】

本条应该属于推测太阳伤寒证预后的条文，而品读的关键在于"脉浮细"之"细"，同时也是难点之所在。

《伤寒论》的脉学与后世有较大的差异，切不可用后世脉学的概念及主病去解释仲景脉法，这样势必犯下以今释古的错误。《伤寒论》脉学除了前面诸如脉缓、脉静的相对意义外，尚存在特殊的脉象概念，特殊的脉象主病，特殊的脉法运用等。细脉主血虚，《伤寒论》也如此，如血虚寒厥的当归四逆汤证，就是"脉细欲绝"。这是细脉主病之常，古今皆如此。但仲景脉法细脉还见于实证，如"脉细者，此为阳微结""伤寒，脉弦细，头痛发热者，属少阳"，此与后世脉法又大有差异。而本条之"细"脉，又与上面所论不同，是与大脉相对，属于小脉的范畴。《黄帝内经》云"大则病进"，反之，小则病退。可知，太阳伤寒证，脉一旦由浮紧有力变为细小，则说明表邪衰退。这亦属仲景动态脉法辨证运用的特征之一。如"少阴病脉紧，至七八日，自下利，脉暴微，手足反温，脉紧反去者，为欲解也"。此脉暴微之"微"，与脉浮细之"细"，意义类同，均提示寒邪逐渐衰退。总之，"细"与"微"，在此其脉象概念均不宜从实处理解，因为其属于脉法运用相对性的范畴。

【原文】

太阳中风，脉浮紧，发热恶寒，身疼痛，不汗出而烦躁者，大青龙汤主之。若脉微弱，汗出恶风者，不可服之。服之则厥逆，筋惕肉瞤。此为逆也。（38）

大青龙汤方

麻黄六两（去节）　桂枝二两（去皮）　甘草二两（炙）　杏仁四十枚（去皮尖）　生姜三两（切）　大枣十枚（擘）　石膏（如鸡子大，碎）。

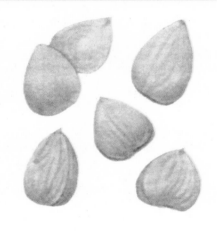

◎杏仁

上七味，以水九升，先煮麻黄，减二升，去上沫，内诸药，煮取三升，去滓，温服一升。取微似汗，汗出多者，温粉粉之。一服汗者，停后服。若复服，汗多亡阳，遂［一作逆］虚，恶风，烦躁，不得眠也。

【译解】

太阳中风，实为太阳伤寒。太阳病感受风寒，出现发热恶寒，身疼痛，无汗，脉浮紧，是因风寒外束，卫气被遏，营阴郁滞，此乃典型的太阳伤寒表实证。一般表实证无烦躁，今却见烦躁，是有内热邪气存在。烦躁与不汗出并见，反映内热的形成与不汗出密切相关，即烦躁源于里热，里热源于体表无汗，无汗则阳郁而化热。因此，不汗出而烦躁是本证辨证要点。此属表寒里热，表里同病，故治疗用大青龙汤外解风寒表邪，内清阳气遏郁之内热。

大青龙汤发汗力猛，只能用于外感风寒、里有郁热的表里俱实证；若脉微弱，汗出恶风，表里俱虚者当禁用，用之必大汗出而阳虚，甚至大汗亡阳，阳亡而肌肤、经筋失之阳气煦养，则见手足逆冷等。

从体质的角度，大青龙汤适用于形体壮实、肌肉坚紧的重体力劳动者，发病前有明确的受寒或触湿病史，患者有汗出不畅的痛苦。服药后以汗出通透为原则，不可太过或不及。

【原文】

伤寒脉浮缓，身不疼但重，乍有轻时①，无少阴证者，大青龙汤发之。（39）

【注释】

①乍有轻时：乍，突然、猝然。指身重偶有所减轻。

【译解】

上条指出大青龙汤证的辨证要点：脉浮紧，发热恶寒，身疼痛，不汗出而烦躁，属于大青龙汤证的典型症状。本条从另一个角度论述大青龙汤证，扩大了大青龙汤的适用范围，即脉浮缓、身不疼、身重同样可以使用。但使用时要注意与少阴病身重的鉴别。本证由于寒闭营郁，气血运行不畅，故身重乍有轻时，并伴有烦躁、身热等症状；少阴病为心肾虚衰证，气血不足，故身重呈持续状，并伴有身困乏力、倦怠、脉微细等虚衰的症状。

【原文】

伤寒表不解，心下有水气，干呕发热而咳，或渴，或利，或噎，或小便不利，少腹满，或喘者，小青龙汤主之。（40）

小青龙汤方

麻黄三两（去节）　芍药三两　干姜三两　五味子半升　甘草三两

（炙）　桂枝三两（去皮）　半夏半升（洗）　细辛三两。

上八味，以水一斗，先煮麻黄，减二升，去上沫，内诸药，煮取三升，去滓，温服一升。

【译解】

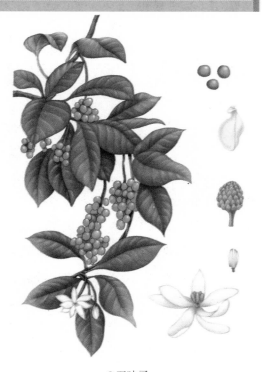

伤寒表不解，指太阳表实证不解，有发热、恶风寒、无汗、脉浮紧等症状；心下有水气，指出水停的部位。以上二句，揭示了本病症的病因病机：外有风寒，内有停饮。干呕，发热而咳，是诊断本病的辨证要点，当用小青龙汤治疗。

若出现或渴，或利，或噎，或小便不利，少腹满，或喘，可在小青龙汤的基础上加减。若渴者，去半夏，加瓜蒌根三两；渴者津液不足不能上承，半夏辛温性燥故去之，加瓜蒌根生津止渴。若微利者，去麻黄，加荛花如鸡

◎五味子

子大，熬令赤色；利因中阳不足，水湿偏渗大肠，而麻黄辛散易损阳气故去之，加荛花泄水饮，以行其水，水去则利止。若噎者，去麻黄加附子（炮）一枚；噎者因水饮阻碍气机，上壅肺胃通路，麻黄发散故去之，加附子温命门之火，下焦温暖中焦化寒。盖火能暖土，土能制水，水饮不逆则通路畅达，噎证得解。若小便不利，少腹满者，去麻黄，加茯苓四两；小便不利，少腹满，因中焦运化失职，水津不能循三焦之水道下达，水湿下无出路所致，故去辛散之麻黄加健脾利水之茯苓。若喘者，去麻黄加杏仁（去皮尖）二升；麻黄本有平喘之功，今见喘而去之。乃因水饮内停之人，多有中阳不足，去麻黄以免阳气外散，加辛苦而气温之杏仁，走肺与大肠经，使大肠通畅，肺得肃降，

则喘自平。

【原文】

伤寒心下有水气，咳而微喘，发热不渴。服汤已渴者，此寒去欲解也。小青龙汤主之。（41）

【译解】

诸家对本条文的意见大致相同，小青龙汤的适应证是外寒内饮（《伤寒论》称作"水气"），但上条有"或渴"，此条说"不渴"，看来似自相矛盾，其实只是病情表现上的不同，其病机却是一致的。

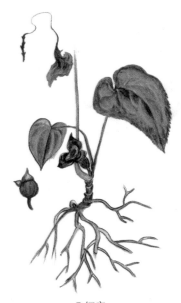

◎细辛

因为上条之"或渴"，是水气停于心下，津不上承，非津不足之真渴，临床见者，或喜热饮，或饮亦不多；本条文同样因水饮停心下，水饮属寒，所以不渴。柯氏更指出"此条正欲明服汤后渴者是解候，恐人服止渴药，反滋水气，故先提不渴二字作眼，后提出渴者以明之"，这是很有见地的。

尤氏指出"小青龙汤主之"六字当在"发热不渴"下，这是对的。因为服小青龙汤后，寒去水化，胃阳转旺，所以出现渴的现象，既然不渴是因为水饮，那么，渴就是水饮已去的征象，正如仲景所说"此寒去欲解也"。此时焉有再用小青龙汤之理。

【原文】

太阳病，外证未解，脉浮弱者，当以汗解，宜桂枝汤。（42）

桂枝汤方

桂枝（去皮）　芍药、生姜（切）各三两　甘草二两（炙）　大枣十二枚（擘）。

上五味，以水七升，煮取三升，去滓，温服一升。须臾啜热稀粥一升，助药力，取微汗。

【译解】

此太阳病表阳寒虚证也，故宜桂枝汤。

【原文】

太阳病，下之微喘者，表未解故也，桂枝加厚朴杏子汤主之。（43）

桂枝加厚朴杏子汤方

桂枝三两（去皮）　甘草二两（炙）　生姜三两（切）　芍药三两　大枣十二枚（擘）　厚朴二两（炙，去皮）　杏仁五十枚（去皮尖）。

上七味，以水七升，微火煮取三升，去滓，温服一升。覆取微似汗。

【译解】

本为太阳病，应用汗法，却用下法误治，但因患者体质较好，正气受损不甚，仍上冲向外，引起微喘。第15条中所谓"下之后，其气上冲"，即是此病机制。表证仍在，故用桂枝汤；又兼喘证，故加厚朴杏仁。

本条文与第18条，一是喘家又患太阳中风，一是太阳中风误下致喘，喘有新旧之别，中风有先后之异，但二者病机都属风寒束表，肺气不宣，故用方一样。此正为仲景辨证施治精神所在。

【原文】

太阳病，外证未解，不可下也，下之为逆。欲解外者，宜桂枝汤。（44）

【译解】

对于太阳病，病证在外的，应当先解其表；而病证在里的，可用攻下的方法。今外证未解的，就不可用攻下法，宜用桂枝汤祛风解肌，调和营卫。如果误用攻下，就会导致病邪不能从表而解，而是陷入于里，使得病情加重。

【原文】

太阳病，先发汗不解，而复下之，脉浮者不愈。浮为在外，而反下之，

故令不愈。今脉浮，故在外，当须解外则愈，宜桂枝汤。（45）

【译解】

太阳病发汗后，疾病不解，医者又用攻下之法，若见到脉浮者，知太阳病表证未解。脉浮为邪在表，当须使邪从表而散，治宜桂枝汤。

【原文】

太阳病，脉浮紧，无汗，发热，身疼痛，八九日不解，表证仍在，此当发其汗。服药已微除，其人发烦目瞑①，剧者必衄②，衄乃解。所以然者，阳气重③故也。麻黄汤主之。（46）

【注释】

①目瞑：目瞑，闭眼懒睁，不喜强光刺激。②剧者必衄：剧者，指病情严重。衄，泛指出血，此指鼻出血。③阳气重：在此指阳气郁闭的程度较重。

【译解】

倒装文法，"麻黄汤主之"应接在"此当发其汗"后。本条可以分为两段。

第一段"太阳病……此当发其汗，麻黄汤主之"，指出太阳表实证多日不解者，仍可用麻黄汤治疗。脉浮紧，无汗，发热，身疼痛是伤寒表实证的诊断依据；八九日，指表证病程较长，若表实证仍在者，当发汗解表，方用麻黄汤。

第二段"服药已微除……阳气重故也"，指出服用麻黄汤后出现的两种反应。服药后症状有所减轻，但因邪郁闭日久，故不能一汗而解，轻者可见心烦目瞑，因服药后，正气得药力相助而奋力驱邪，正邪交争故可见"瞑眩"现象；若邪郁闭较重者，可出现鼻衄，血汗同源，邪不从汗解，必从血泄，故云"衄乃解"。此即俗称红汗。

【原文】

太阳病，脉浮紧，发热，身无汗，自衄者愈。（47）

【译解】

"脉浮紧，发热，身无汗"，是完整的麻黄汤证。而自衄者愈，就是指患者自己喷出鼻血病就好了，这条和上条有着异曲同工之妙。

【原文】

二阳并病。太阳初得病时，发其汗，汗先出不彻，因转属阳明，续自微汗出，不恶寒。若太阳病证不罢者，不可下，下之为逆，如此可小发汗。设面色缘缘正赤者，阳气怫郁在表，当解之、熏之。若发汗不彻，不足言，阳气怫郁不得越。当汗不汗，其人躁烦，不知痛处，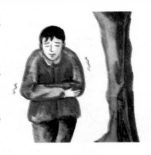乍在腹中，乍在四肢，按之不可得，其人气短，但坐以汗出不彻故也，更发汗则愈。何以知汗出不彻？以脉涩，故知也。（48）

【译解】

二阳并病，就是太阳病传阳明，表里相传，由表传里。开始得的太阳表证，可用发汗法。如果发汗后病邪没有祛除，就会转属为阳明病，会出现微微持续发汗、不恶寒而恶热的证状。如果太阳病证不罢，又见阳明病里阳热实证的，就是太阳与阳明并病，切不可用攻下法，可用桂枝二越婢一汤小发其汗，使表证先得以解除。表证解除后，里阳热实证仍在的，再继续治疗阳明病里阳热实证。假如面呈红色，是阳气郁结在表，可用小剂的（发汗药）发汗的方法来解决表邪。如果发汗后病邪仍在，就是个微末的表证了。此时病人出现当汗不汗、烦躁，时而腹痛，时而四肢痛而不能按压，并出现躺着气上不来、热往上涌等，再次发汗就能迎刃而解了。怎么知道这是汗出不彻呢？出现涩脉就能断定了。

【原文】

脉浮数者，法当汗出而愈。若下之，身重、心悸者，不可发汗，当自汗

出乃解。所以然者，尺中脉微，此里虚，须表里实，津液自和，便自汗出愈。（49）

【译解】

由脉浮数，可知发热恶寒、头项强痛等证同时存在，这是病在表，应当以发汗法解之。若误用攻下法，非但表邪不解，而又徒伤正气，因而出现身重、心悸等气血两虚之证。此时，就不能再发汗了，可待其气血津液恢复便自汗出而愈。尺中脉微，反映了肾中阳气不足，清阳之气不能充身，加之表邪困阻，所以身重；阳虚心神不能自主，所以心悸；尺以候里，微为阳虚之主脉，为里阳虚之佐证。因此，表证误下致里阳虚，而表证仍在，为伤寒夹虚，不可再发汗。须待正气充实，表里气复，津液调和，而后汗出而愈。

【原文】

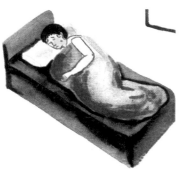

脉浮紧者，法当身疼痛，宜以汗解之。假令尺中迟者，不可发汗，何以知然？以荣气不足，血少故也。（50）

【译解】

脉浮紧，是伤寒表实证的主脉，应见身疼痛，宜以汗法解表。若见尺中脉迟者，此为荣血亏少，不可发汗。

【原文】

脉浮者，病在表，可发汗，宜麻黄汤。（51）

【译解】

本条但言脉浮，是以脉代证，属省文手法。推知仲景之意，是强调浮脉主表的意义。但浮脉一定主表证吗？如第124条之浮脉不主表证，反主里证。由此可推，六经病皆可出现浮脉，浮脉主病具有多重性，需要知常达变，认真品读。

脉象主病虽有多重性，但又有一定规律可循。浮脉虽六经病皆可出现，然而，浮主太阳是其常脉，浮见他经则属变脉。六经病各有常脉、变脉，反映了脉象主病的必然性与偶然性。所谓必然性，是指每一脉对某一病来说有固定的主病意义，亦即每经病都有一定的常脉反映该病的本质。所谓偶然性，是指一脉可以反映多种不同的疾病，亦即每一病可因机体差异，发病缓急、兼症夹邪、病气传变的不同，而出现常脉以外的复杂脉象，这就是变脉。因此，常脉对某一病来说，具有必然的、固定的、有规律的主病意义。之所以说浮脉是太阳病的常脉，这是因为卫阳抗邪于表是太阳的主要病机。舍此就不是太阳病。而卫阳抗邪于表又是出现浮脉的必然机制，所以我们说浮脉是太阳病的常脉，而变脉则未必尽然。众所周知，人体是一个有机的整体，根据"有诸内必形诸外"的理论，脉象是病气的外在反映。但由于疾病过程中受多种因素的影响，即在特殊的情况下，脉象对病气的反映往往不是直接的、统一的，而是以侧面的、特殊的，甚至是以相反的形式反映病气。这时以现象对本质而言，特殊对一般而言，我们就称作"变"，甚至把某些变脉又称作"假"脉。但是，就脉象反映病机而言，真正的假脉是不存在的。所谓"假"，只不过是对病气以另外的形式反映罢了。如我们常把少阴病阴盛格阳、虚阳上浮所出现的数脉称作假脉，这是因为它违反了脉象反映病气的一般规律。通常来说，病寒则外见寒证、寒脉，病热则外见热证、热脉。因此，所谓"假"，是指表面现象（热）对疾病本质（寒）而言。实质呢，"假"脉也反映了虚阳外浮之病机。从这点说来，又并非假。否则脉象岂不成了无源之水，无本之木？疾病尽管有"假"象出现，但亦必定有直接反映病机的真相。因此，变脉反而具有更为重要的临床意义。此时，尤当注重脉症合参。这就是《伤寒论》脉象主病多重性所体现的"平脉辨证"的基本精神及辨证思维。

【原文】

脉浮而数者，可发汗，宜麻黄汤。（52）

【译解】

"脉浮而数"之"数"是本条的重点，亦是需要品读的重点。

按脉象主病之常法，紧脉主寒，数脉主热，太阳伤寒脉浮紧则理所当然，而云太阳伤寒脉浮数就令人费解。于是黄坤载解释云："浮为在表，表被风寒，则宜汗，浮数即浮紧之变文，紧则必不迟缓，亦可言数，是伤寒之脉，当以麻黄发汗也。"（《伤寒悬解》）。脉紧言形状，脉数言至数，可知黄氏所谓"浮数即浮紧之变文，紧则必不迟缓"的说法，不足为凭。黄氏之所以这样曲解，原因就在于伤寒脉数于常法不合。正因为如此，风热表证脉浮数，风寒表证脉浮紧，几乎成为中医表证辨证中脉诊的定势思维。之所以如此，是未能知常达变的缘故。仲景在第 16、38、46、47、55 诸条伤寒证中均提出"脉浮紧"，是在与太阳中风证脉浮缓对比鉴别的基础上，阐述伤寒脉象之常。而独于本条提出脉浮数，是诸条伤寒证脉浮紧的基础上，又进一步阐述伤寒脉象之变。说明太阳伤寒证脉不但紧亦可现数，不可被"寒"遮住眼目，被"紧"束缚思路。

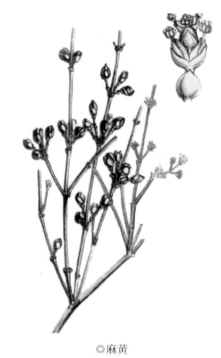

◎麻黄

至于伤寒证脉浮数之理，是寒遏阳气，热无出路，寒愈重，则热愈盛，热愈盛，则脉愈数。

本条的意义有二：其一，纠正诸多书中所谓风热表证脉浮数，而风寒表证只能脉浮紧的观点；其二，紧以脉形示寒性收引，数以至数言阳浮发热，二者分别反映太阳伤寒证病理的两个方面，而且也说明紧数二脉可以同时兼见。

【原文】

病常自汗出者，此为荣气和[1]，荣气和者，外不谐[2]，以卫气不共荣气谐

和故尔，以荣行脉中，卫行脉外③，复发其汗，荣卫和则愈，宜桂枝汤。（53）

【注释】

①荣气和：荣气，即营气，为水谷精微所化。和，平和，正常。②外不谐：指人体浅表的营卫不相协调。③荣行脉中，卫行脉外：指出营卫运行的生理特点。荣即营阴，是人体的营养物质，行于脉中。卫即卫阳，是保护人体的阳气，行于脉外。

【译解】

此为营卫不和而致常自汗出的证治。本条不说中风、伤寒和太阳病，而以"病"字冠于条首，由此可知非专指感受风寒之邪而言，而是属于杂病。经常自汗出，是因为营卫不相和谐所致，故用桂枝汤调和营卫，壮卫以固营。中医谓之发汗以止汗。

【原文】

病人脏无他病①，时发热自汗出②而不愈者，此卫气不和也。先其时③发汗则愈，宜桂枝汤主之。（54）

【注释】

①脏无他病：指脏腑无病，亦指里无病。②时发热自汗出：时，有时。此指阵发性发热汗出。③先其时：指发热自汗发作之前。

【译解】

病人内脏无病，有时出现发热、自汗出的症状，属于营卫不和所致。可以在发热自汗出前服药，方用桂枝汤。发热汗出是正邪交争的外在表现，因此在发热汗出前服药，用药物鼓舞人体正气驱邪外散。

【原文】

伤寒脉浮紧，不发汗，因致衄者，麻黄汤主之。（55）

【译解】

本条是说太阳伤寒，除脉浮紧外，当有恶寒发热、头痛、体痛、无汗等症，本当用麻黄汤发汗而愈，却不发汗，表邪不得泄越，势必逼血妄行而为鼻衄。一般地说，得衄则邪随之外泄，病当自愈，但此处却言"麻黄汤主之"，所以柯氏认为是错误，指责说"岂有因致衄更发汗之理"。不知情况有常有变，也有一些病人衄后表仍不解，也就是说病不为衄衰（尤氏、陈氏并补出了"欲衄而血不流""其衄点滴不成流"，可资参考）。"脉之浮紧如故，发热恶寒无汗亦如故"（曹氏语），所以还当用麻黄汤开腠发汗，表解而衄亦自止（因为此条之衄，乃是表邪壅遏，欲止其衄，必先解表，所谓"治病必求于本"，未可见血投凉）。当然，既已见衄，考虑到汗与血同源这个关系，使用汗法应当谨慎，得汗便当停服，不可汗之太过。至于柯氏引少阴无汗强发，和本条性质不同，未可为训。

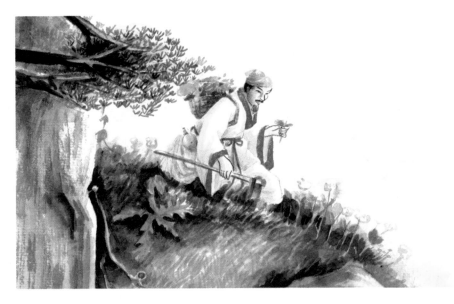

辨阳明病脉证并治

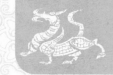

BIANYANGMINGBING
MAIZHENGBINGZHI

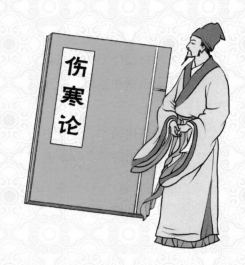

【题解】

阳明病是外感疾病发展过程中，邪正相搏的剧烈阶段，此时，正盛邪实。《素问》云"两阳合明，谓之阳明"。两阳，指太阳和少阳，合，指传、发展。即太阳、少阳进一步发展，到了阳热亢极的阶段，称谓阳明。

阳明包括手阳明大肠和足阳明胃。足阳明胃腑，与脾同居中焦，以膜相连，经脉相互络属，互为表里。胃主受纳，腐熟水谷，喜润恶燥，以降以通为顺；脾主运化，化生气血，喜燥恶湿，以升为健。二者一燥一湿，阴阳相济，刚柔相配，升降相因，功能上有相辅相成作用。胃要完成受纳腐熟水谷的功能，需要依赖脾湿的濡润，使胃气不燥，饮食水谷才能得到胃气腐熟和消磨，而有节制地润降于肠中。脾要完成运化水谷精微的功用，需要依赖胃的燥化，使脾土不湿，才能完成其运化、转输的功能。所以只有燥湿相济、脾胃相助，才能共同完成水谷的消化、吸收和输布，即所谓"脾胃者，仓廪之官，五味出焉"。手阳明大肠经，与手太阴肺有经脉相互络属，互为表里。主传导糟粕，以通为用，以降为顺，实而不能满。饮食入胃，则胃实而肠虚，食物下传于肠，则肠实而胃虚，虚实交替，腑气得以通畅，胃肠中糟粕方能及时排出体外而不滞留。即《素问·灵兰秘典论》所述："大肠者，传导之官，变化出焉。"然而，大肠之传化物，排糟粕，又依赖肺气的肃降、脾气的布津和胃气的降浊，从而使肠中糟粕不坚，易于传导；而肺之宣发肃降，又赖于大肠传导的通畅。

故人体正常的消化功能，赖于胃的受纳、腐熟，脾的运化、转输，大肠的传导和肺气的肃降。可见，只有阳明、太阴相济为用，才可完成水谷的受纳、腐熟、吸收、排泄的整个过程。水谷代谢正常，水谷精微则能营养周身，化生气血。正如《素问·血气形志》篇说："阳明常多气多血"。

阳明病的成因主要有两个方面：一是由他经传来。如太阳病，若发汗，若攻下，若利小便；少阳病，若发汗，利小便，均可伤津耗液，以致胃中干燥而转属阳明。另外,三阴病阴寒之证,用辛燥药物过多致阳复太过,可耗伤津液,致津伤肠燥,形成阳明病。二是阳明自病,如素体津亏者,或素体阳旺者,或本有宿食者,或为温热之邪直犯阳明也可致阳明病。

阳明病的病性以里热实证为主,但也可见虚寒证。因为阳明多气多血、喜润恶燥、以降为顺,且阳气旺盛,故阳明感邪发病,易出现胃肠功能失常,邪从燥热而化,多表现为邪盛正实之候,这是阳明为病的主要特征。但也有燥化不及者,则邪从寒化,表现为阳明寒证,此为少数。

阳明病的主要病理机制,仲景概括为"胃家实"。"胃家"泛指胃与大肠,"实"指邪气盛实。根据这一病机,阳明病的证候表现主要分为两大证型:一为无形邪热亢盛,临床表现为:身热、汗出、不恶寒、反恶热等,则称为阳明病热证;二为邪热与肠中糟粕搏结而形成燥屎内结,临床表现为:大便硬结、潮热、谵语、腹胀满疼痛、拒按,脉沉实有力等,则称为阳明病实证。阳明热证和实证为本章讨论的重点,但阳明病也有虚证与寒证,如胃寒气逆之吴茱萸汤证。

另外,阳明邪热与湿相合,若热不得外泄而内郁,湿不能下泄而内蓄,湿热郁蒸,或寒湿相合,而致身黄,称之为阳明发黄证,其中以湿热发黄为主,但也有属寒湿发黄者。若邪热不解,深入血分,可见口燥但欲漱水不欲咽、鼻衄等证,重者可与瘀血相结而成蓄血之证,这是阳明邪热耗血动血的结果,称为阳明血热证和阳明蓄血证。

阳明病实热证,其治疗原则总以祛邪为要,故清、下二法为主要治法。清法主要用于无形邪热积聚的热证。其目的在于清解里热。清法用时当注意邪结的部位。如邪热扰于胸膈者治宜清宣上焦郁热,方用栀子豉汤。邪热盛于中焦治宜清解阳明里热,方用白虎汤;若见口干舌燥,大渴引饮的津伤证,当用白虎加人参汤清热益气,生津液。阴伤有热,水气不利者,治宜清利下焦,育阴润燥,方用猪苓汤。下法主要用于有形之燥屎结聚。其目的在于攻逐里实,泄热通便。下法用时,当注意糟粕结聚的程度,而分别选用三承气汤治疗。若因津液不足,肠燥便秘者,此不属热结的范畴,不可用苦寒攻下,宜用润导法。导下通便方用蜜煎方。

润肠滋燥，缓通大便，方用麻子仁丸。若见湿热熏蒸发黄者，可用苦寒之品清热利湿退黄。若见阳明血分有热者，仲景未给出明确治法，可用后世温病学清热凉血之法。若见阳明中寒证，则用温中和胃止呕降逆之法。

从阳明病形成的过程中可以看到：不管太阳、少阳、本经自病或三阴病转属阳明的，其原因虽不相同，但都有共同的规律可循，即津伤致燥。因此，在阳明病的治疗时要注意保存津液，津液的存亡，标志着阳明病预后的好坏。故治疗阳明病当禁用发汗、利小便的方法。

阳明病的传变和阳明病的预后，《伤寒论》中明言"阳明居中，主土也，万物所归，无气复传"。故凡阳明病热实证，不可能再传他经，务以清、下二法从本经论治。但阳明燥热上迫肺脏，下劫肝肾，轻则伤津耗液，重则损阴及阳则是客观存在的，如邪热久羁阳明，可耗伤肝。肾之阴，出现危重证候。阳明与太阴同居中土，若阳明实热证过用苦寒清下，损伤脾胃阳气，病可转为太阴虚寒之证；若太阴病湿去邪留，邪从燥化，又可外出阳明，故后世有"实则阳明，虚则太阴"之说。

【原文】

问曰：病有太阳阳明，有正阳阳明，有少阳阳明。何谓也？答曰：太阳阳明者，脾约①是也；正阳阳明者，胃家实是也；少阳阳明者，发汗、利小便已，胃中燥烦实，大便难是也。（56）

【注释】

①脾约：证候名称，约，指约束。指胃热肠燥，津液受伤，使脾不能为胃行其津液而致津亏便秘者，叫作脾约。

【译解】

本条自设问答，说明阳明病的成因不同，轻重各异。约略言之，可分三类，即太阳阳明、正阳阳明、少阳阳明。对于太阳阳明、正阳阳明、少阳阳明的成因及证治，历代注家的认识不尽相同，现分述于下：

1.成无己认为太阳阳明是指第127条小承气汤证而言，而庞安时认为是指第58条而言，《医宗金鉴》、钱天来、程知等人的看法与成无己基本相同。而汪琥认为成无己对太阳阳明的看法是错误的，他说："愚按此条论，仲景自有麻仁丸主之，成注又引小承气汤，殊出不解。"

2.关于太阳阳明、正阳阳明、少阳阳明的证候，归纳起来主要有两种意见：以《医宗金鉴》为代表，认为太阳阳明的主症是不更衣无所苦，大便硬，小便数；正阳阳明的主症是不大便，内实满痛；少阳阳明的主症是大便涩而难出。另一种意见是以汪琥为代表的，他认为"转属阳明而犹带太阳表证，或头项强痛，或恶寒者，此即是太阳阳明。若头不痛，项不强，太阳表证毫无者，此即是正阳阳明也。少阳阳明亦然，以寒热往来等候之有无辨之"。

3.在治疗方面，成无己等认为太阳阳明应用小承气汤，正阳阳明应用大承气汤；程知认为少阳阳明应用麻子仁丸；钱天来认为少阳阳明"其治当与太阳阳明之脾约不远矣"；汪琥的看法与以上不同，他认为太阳阳明脾约一证，"仲景自有麻仁丸主之"，又提出此证亦可用桂枝加大黄汤；正阳阳明证，宜三承气汤选用；少阳阳明证，宜大柴胡汤。

以上各家说法，《医宗金鉴》之论比较明确，张氏以燥化太过说明胃家自实之理，并叙述脏腑相互的关系来阐明阳明病的成因问题，也可帮助理解。

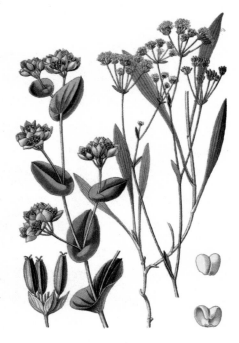

©柴胡

总的说来，所谓太阳阳明是由于津液亏损，胃中干燥，脾不能为胃行其津液，太阳之邪乘胃燥而传入阳明胃腑，热与燥互结，致使小便反数，大便硬，称为脾约。所谓正阳阳明是由于胃有宿食，太阳之邪入里，宿食与燥热互结，表现为不大便，内实满痛者，称为"胃家实"。所谓少阳阳明是由于少阳病，本应当和解，而反发汗或利小便，伤其津液，结果少阳之邪乘胃燥转属阳明，以致大便困难的证候。由此可以看出，三者的成因，太阳阳明由于津亏，正阳阳明由于阳旺，少阳阳明由于误治。正由于它们的来路和成因不同，所以表现的症状也就有三种轻重不同的类型，其中以太阳阳明最轻、少阳阳明较重、正阳阳明最重。但其性质，总是属于胃中燥热，如胃不燥热，就不可能成为阳明腑证。所以尽管三者原因不同，程度不同，原则上都是可以用下法的，但具体到治疗上要根据它的症状轻重，选用三承气汤及麻子仁丸等。

【原文】

阳明之为病，胃家实是也。（57）

【译解】

"胃家"包括大小肠。关于胃家的功能，《灵枢·平人绝谷》篇讲得很清楚："胃满则肠虚，肠满则胃虚，更虚更满，故气得上下，五脏安定。"大家讨论胃家实，往往忽视胃家的生理功能特点，胃肠"更虚更满"才是常态，假若只能"满"，而不能"虚"，就是病态。于是"气"就不能上下，需要"承气"治之，使之气能上下相承，这就是承气汤方名之由来。

关于胃家实之争，焦点在于"实"字的理解，有两种观点。一种属于传统观点，即所谓"实"，包括经证和腑证，立论的根据是"邪气盛则实"。如章虚谷云："胃家者，统阳明经府而言也。实者，受邪之谓。"余无言讲得更为详细，云："食物积滞而实者，实也；热邪积滞而实者，亦实也。食物积滞而实者，承气证；热邪积滞而实者，白虎证。"这个观点颇具代表性。如果局限于本条的分析，得出所谓经证、腑证的观点还是可以理解的。但是，只要会通第56条，就会发现这种认识与仲景的原意相悖，阳明病的三种类型是以大便结硬为特征的，根本不包括白虎汤证。尤其是"正阳阳明"的"胃家实"，更是大便结硬最为严重的阳明病。何况白虎汤证，仲景在阳明病篇称作"三阳合病"，如果以此为证，白虎汤证很难称得上是阳明病本证，只是气分里热证而已。

另一种观点认为，此"实"不包括所谓经证，但指有形糟粕之邪内结而言。尤在泾就指出："胃者，汇也，水谷之海，为阳明之府也，胃家实者，热邪入胃，与糟粕相结而成实。"根据第56条的分析，这种观点当属正确。更何况所谓经证、腑证分类的本身，其一不符合仲景的本意，其二概念逻辑思维混乱。因为经证与腑证对应，腑证自然病在脏腑，经证应该病在经络，而白虎汤证绝非经络之病。同样，所谓太阳经证的太阳伤寒证与太阳中风证，亦非属经络之病，只有太阳病脉症中的"头项强痛"，才是真正的经络病。

【原文】

太阳病，若发汗，若下，若利小便，此亡津液，胃中干燥，因转属阳明。（58）

【译解】

本条有两个重点：一是"胃中干燥"，反映了阳明的气化特点，即"燥"字，此与太阴气化主湿正相对应；一是"转属"问题，何为转属？与所谓"传经"是何关系？这些问题需要认真分析品读。

李克绍先生阐述了自己的独到观点，他认为，《伤寒论》中的"传"，是"传而为热"之传。传经是指日数，即六七天为一经。而传统观点认为的一经病变成另一经病的"传经"，仲景则称之为"转属"。不但本条如此，还有"本太阳病，初得病时发其汗，汗先出不彻，因转属阳明。""本太阴者，身当发黄，若小便自利者，不能发黄，至七八日，大便硬者，为阳明病也。""本太阴病，不解，转入少阳者，胁下硬满，干呕，不能食，往来寒热。""本太阳病，医反下之，因而腹满时痛者，属太阴也"等都是。因此，"转属"和"传"不同，传之前的前驱期和传之后的典型症状期，其

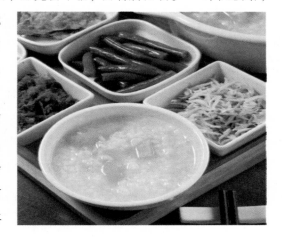

临床表现虽然不同，但前后仍是一个病。而"转属"就不同了，转属之前是一经病，转属之后又是另一经病。

李克绍先生还给我们提示了学习经典要结合时代背景和临床实践的问题。他说，要研究《伤寒论》，就仍应考虑到千余年前编写《伤寒论》的时代背景，结合临床实际，实事求是地弄清楚伤寒的日数究竟有什么价值，传经究竟是怎么一回事儿。这样才能真正理解《伤寒论》。如果不是这样，只盲目地看注解，就会被原注家引入迷途。

我们认为，李克绍先生关于"转属"的观点是正确的，不但忠实于《伤寒论》本意，而且也符合于临床。更为重要的是，他给后学提示了品读《伤寒论》及注家注解的思维方法。

【原文】

问曰：阳明病，外证云何？答曰：身热，汗自出，不恶寒，反恶热也。（59）

【译解】

阳明病属于里证，但任何里证，不论是发病之始，还是为病之中，均会具有"外证"。本条辨证的重点是"不恶寒，反恶热"。

"身热，汗自出"，太阳病也会有的，尽管程度有别。但太阳病必具恶寒，所以"不恶寒"，明确排除了太阳之热，同时又反映了阳明热证的特点。这是因为，阳明发热，由内腾达于外，热在肌肉，其势蒸蒸，故而"反恶热"。与太阳病热在皮毛，其势翕翕如合羽，有明显的不同。另外，阳明汗出，汗多而连绵不断，太阳汗出，只是皮肤微微潮润。

本条提示，"外证"六经病均可有之，即使阳明病，包括三阴病也不例外。因为六经均与肌表相连，故均可具有表证（外证）。

【原文】

问曰：病有得之一日，不发热而恶寒者，何也？答曰：虽得之一日，恶寒将自罢，即自汗出而恶热也。（60）

【译解】

本条自设问答，补叙前文。上条指出，阳明病外证是不恶寒反恶热，这是正确的。但当阳明病初起时，却可见到"不发热而恶寒"。本条就这一问题进行了说明。阳明本经自感外邪，初起阳气内郁，经气被遏，热尚未盛，方见恶寒，这仅是暂时的现象，不久即热邪蒸发，恶寒自罢，其恶寒的时间极短便见发热，于发热的同时，即见自汗出、恶热等症。

各家对恶寒一症，说法不一。成无己、柯韵伯、汪琥等认为是阳明本经感受寒邪，方有执、《医宗金鉴》等认为是由太阳转属阳明，"太阳去表之邪未尽，故仍恶寒也"的缘故。究竟属于太阳还是阳明，应结合临床上的其他见证来分析。如为太阳病的恶寒，则必有头痛、项强、体痛等表证，"太阳之为病，脉浮，头项强痛而恶寒"，今恶寒而没有头痛项强等其他表证，则非太阳证可知。而且，太阳证往往需要经过发汗，表邪得解，恶寒始除，绝不会得之一日而恶寒自罢。根据"汗出而恶热"的趋势，本条之恶寒应为阳明本经自感外邪后，阳邪被郁未伸，热尚未盛所造成。其恶寒的特点，不但时间短，而且程度也很快转微，随着病情的发展，里热转盛，则恶寒很快自罢而汗出恶热。此亦阳明病发展的自然趋势。

【原文】

问曰：恶寒何故自罢？答曰：阳明居中，主土也。万物所归，无所复传。始虽恶寒，二日自止，此为阳明病也。（61）

【译解】

本条为上条之自注文。里阳热证的病机为阳亢之极，病位属阳证之里，故阳证已经没有再复传之地了。

【原文】

本太阳，初得病时，发其汗，汗先出不彻，因转属阳明也。伤寒发热，无汗，呕不能食，而反汗出濈濈然者，是转属阳明也。（62）

【译解】

太阳病发汗，汗没发透，就有可能转成阳明病。这个"不彻"是指病邪没有去，而非指大汗出，治病不能大汗出，微汗为宜。如果是太阳伤寒，有发热无汗、呕不能食的症状，忽然变成了汗出，而病又没去，这也有可能是变成了阳明病。

【原文】

伤寒三日，阳明脉大。（63）

【译解】

伤寒三日，会出现脉大的阳明病。本条所说是阳明病比较常见的脉象，根据此脉象就能揭示阳明病的病机属于里热。仲景所说的伤寒就是阳明，阳明即是伤寒，进而与本轮中其他条文互观，就知道仲景所说的伤寒即是太阳、少阳、太阴、少阴、厥阴。因此可以说，伤寒就是万病的代名词。与此同时，本论所说一日、一二日、二三日、三四日、五六日、六七日等，都是约略概数，来说明其病症浅深程度和次序等。因此，在日常诊治中，还要根据实际脉证进行有针对性的治疗。

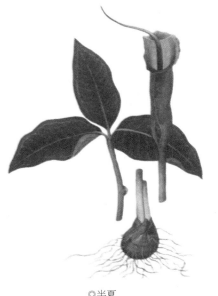

◎半夏

【原文】

伤寒脉浮而缓，手足自温者，是为系在太阴。太阴者，身当发黄，若小便自利者，不能发黄。至七八日，大便鞕者，为阳明病也。（64）

【译解】

病者脉浮缓，手足温，身发黄，小便不利，此属太阴病夹湿之证。若小便自利，不发黄，大便硬，此属阳明病里阳热证也。观此条，知上条所述"阳明脉大"，乃指阳明病多见之脉耳，非谓阳明病之脉皆大也，如承气汤证之脉有沉者、迟者等不同，则医者当细心详审。

【原文】

伤寒转系阳明者，其人濈然微汗出也。（65）

【译解】

濈然汗出，是阳明病主要表现之一。这是由于里热蒸熏，迫使津液外泄而致。其汗出连绵不断，说明里热较重，与太阳中风的自汗出、汗量较少、恶寒较重不同，与大汗亡阳、肤冷肢厥也不同，所以确断为转系阳明。唐、章二氏认为转系阳明，说明邪从太阳传入，并且兼有太阳之证。柯氏却认为是"概言伤寒"，不是专指太阳。说明只要见到濈然汗出的证候，就是病在阳明，不必拘泥于某经转属，颇有见解。

【原文】

阳明中风，口苦咽干，腹满微喘，发热恶寒，脉浮而紧，若下之，则腹满小便难也。（66）

【译解】

本条第一次提出"阳明中风"的概念，因此，"阳明中风"应该是本条的重点。

尤在泾解释为"阳明自中风邪"，有顺文释义之嫌。按李克绍先生的观点，《伤寒论》中的"中风"和"伤寒"（或中寒），具有两种分类意义：一是按风性疏泄、寒性凝敛，分类太阳病两种证型；二是按风为阳邪、寒为阴邪，分类六经病寒化证和热化证。阳明"中风"与阳明"中寒"即属于后者。

所以阳明中风与阳明中寒是相对的病症概念，是阳明病偏于热化和偏于寒化的两种分类。寒化与热化，既可以是已经定型的分类，又可以是发展过程中趋势的指向。本条的"阳明中风"，既有"口苦咽干，腹满微喘"的里热证，又有"发热恶寒，脉浮而紧"的外感伤寒表证，显然属于伤寒向阳明里证发展，逐渐化热化燥过程中，尚未定型的阳明热证。

【原文】

阳明病，若能食，名中风；不能食，名中寒。（67）

【译解】

本条以是否能食作为中风、中寒的鉴别诊断。阳明病，如果能够饮食的，示胃中有热，能够消化水谷，这就叫中风；如果不能饮食的，示胃中虚寒，不能消化水谷，这就叫中寒。由此可见，中风与中寒并不单指六淫的外因，而是内外因综合的病理概念。

【原文】

阳明病，若中寒者，不能食，小便不利，手足濈然汗出，此欲作固瘕①，必大便初硬后溏。所以然者，以胃中冷，水谷不别②故也。（68）

【注释】

①固瘕：因胃中虚冷，不能运化水谷致水谷不消而结积的病症，其特征为大便初硬后溏。②水谷不别：指大便中有未消化的食物与水液混在一起。

【译解】

阳明燥化不及，外邪侵袭则从寒湿而化，表现为阳明中寒证。阳明中寒，是由于病人平素中阳不足，复感外邪或虚寒从中而生，致脾胃受纳、腐熟、转输的功能发生障碍，因此出现不能食和小便不利等症状。由于阳虚不能化气行水，水湿不能下输膀胱，故小便不利。中阳虚不能外固，水湿外溢四肢，因此手足不断汗出。中阳虚不能健运，因此有大便初硬后溏的固瘕证。之所以这样，是因为胃中寒冷，不能泌别水谷的缘故。

【原文】

阳明病，初欲食，小便反不利，大便自调，其人骨节疼，翕翕如有热状，奄然发狂，濈然汗出而解者，此水不胜谷气，与汗共并，脉紧则愈。（69）

【译解】

此条论述阳明中风证自愈的情况，其症状有能食，小便不利，骨节疼痛，发热。当正气能够抵抗邪气时，则由于正邪交争剧烈，可见突然的一时性的狂躁不安，随遍身大汗而病解。脉紧是由于正邪相争，是正能抗邪的表现，故谓"脉紧则愈"，得汗出邪去，脉则缓和。

【原文】

阳明病欲解时，从申至戌上。（70）

【译解】

阳明病欲解时比较难以理解，因为阳明病欲解在此时，加重亦在此时。这就是申酉戌时，即日晡之时。

阳明病发潮热，多在日晡，故称日晡潮热。由此可见，阳明病在申酉戌时，可有疾病欲解和潮热病进两种相反的转归。对此李克绍做出了令人信服的解释，他认为：六经病解，虽然都与天阳的活动有关，但外部影响只不过是一个有利的条件，究竟能否自解，关键仍决定于邪正进退的情况。也就是说，只有在患者自身正气逐渐充实，邪气逐渐衰退的情况下，才有自解的可能，否则便不会欲解。如阳明病本当解于申至戌上。但是阳明病潮热也在此时，为什么呢？

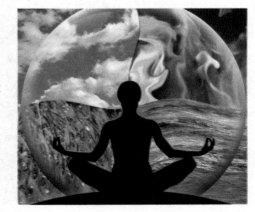

原因就在于：一是病势在衰退，一是病势在发展。尤在泾云："阳明潮热发于日晡，阳明病解亦于日晡，则申酉戌为阳明之时，其病者邪气于是发，其解者正气于是复也。"其所谓"邪气于是发"者，是指邪气盛时而言；"正气于是复"者，则指邪气衰时而言。邪气盛时，病势在发展，凡偏外的肌肉肤表之热，当申至戌上，必随天阳之降而趋向于里，"由外之内而盛于内"，使阳明胃腑之热势更张，由身热变为潮热。

条文中对潮热的病理解释是："此外欲解，可攻里也""外欲解"是外部之热尽归中土的意思。至于邪气衰者，是指病情在缓解，病邪已不向里发展。值日西而阳气已虚之际，更有利退热，故病则欲解。

由此可见，同一经病，在天阳盛衰升降的同样条件下，可因病势或进或退，而出现截然不同的反应。

【原文】

阳明病，不能食，攻其热必哕。所以然者，胃中虚冷故也。（71）

【译解】

本条提出了关于阳明病"不能食"的双向辨证思维，实际还是提示知常达变，值得效法。当然，重点是提示治疗禁忌，即"攻其热必哕"。

阳热杀谷，所以从常法而言，阳明病"不能食"，应是中寒证。本条的"阳明病，不能食，攻其热必哕"，就是在"知常"的前提下而讲的。因此后面仲景的自注云："所以然者，胃中虚冷故也。"

按第67条"不能食，名中寒"，肯定不能攻其热。可是仲景为什么专门提示这种治禁呢？原因是阳明病尚

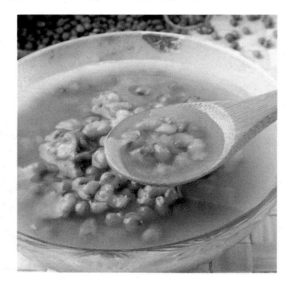

存在另一种病机的不能食，即第92条"反不能食者，胃中必有燥屎五六枚也"。此为燥屎内结，腑气不通，浊气上熏胃口。治用攻下法，泻去燥屎，即可能食。后一种情况应该引起重视，因为我们临床容易"知常"，见到不能食，就往往先入为主地认为是脾胃虚弱，其实相当多的不能食属于郁积气滞型的，应该治以疏达消积泻实之法。

【原文】

阳明病，脉迟，食难用饱，饱则微烦头眩，必小便难，此欲作谷疸。（72）

【译解】

本条之"谷疸"是与茵陈蒿汤证的阳黄相对论述的，以求对于黄疸病的辨证做到寒热有别，知常达变。

发黄证，湿热多见，寒湿少见，本条之谷疸，属于寒湿所致，"脉迟"可证。因为脉迟主寒，提示阳明中寒。"食难用饱"与"不能食"，说法不同，意思相近，均是中焦阳虚，受纳无权，故不能多进饮食。若强食过饱，胃积气滞，升降失常，清浊不分，浊阴上扰，则微烦头眩；气化失职，则必小便难。如此寒湿不能外越，瘀滞日久必然发黄，只是这种发黄与纳谷有关，所以称之为"谷疸"。寒湿谷疸，仲景未出治方，只提出"于寒湿中求之"的治疗原则。

【原文】

阳明病，法多汗，反无汗，其身如虫行皮中状者，此以久虚故也。（73）

【译解】

阳明病因里热熏蒸，津液被迫，本应多汗，今反无汗，此不但阴亏，津液不足，更兼阳虚失其温化之力，不能使汗达表，致汗液欲出不得，故有身痒如虫行皮中的感觉。本条与第23条中同有身痒一症，但彼为邪郁肌表不能透达，治宜小发汗以祛邪；本条为正虚液亏，不能使汗畅达于表，治当养津液以扶正。诸家看法虽不同，但认为属于虚候是一致的，也是正确的。至于属寒属热，诸家都缺乏根据，当结合其他症状才能决定。关于后世注家补充出的治疗方剂，常主张用桂枝加黄芪汤，然本证非卫阳虚弱，故不适用；郭雍主张用桂麻各半汤，然本证非表邪不解，故不可用；汪氏主张用葛根汤，然本证无汗非为表邪，乃属虚候，用葛根汤亦无道理。笔者认为当用党参、

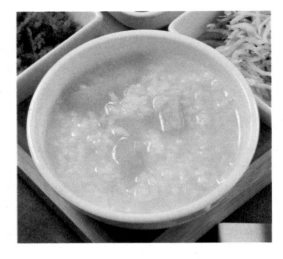

麦门冬、粳米之属，再视其兼证寒热加其他药物，庶可谓正治也。

【原文】

阳明病，反无汗，而小便利，二三日呕而咳，手足厥者，必苦头痛；若不咳，不呕，手足不厥者，头不痛。（74）

【译解】

本证是胃家虚寒、阳虚阴盛、阴邪上逆所致。由于胃阳衰弱，水饮内聚，胃失降下，上逆则呕，射肺则咳；阳虚不能温于四末，则手足厥冷；病势向上侵犯，头为诸阳之会，水寒上逆，所以必患头痛；小便自利，正反映出本病阳虚阴盛的真相。反之，如不见呕咳、厥冷，则可知水寒之气不向上逆，因而也就不会头痛。成氏、程氏、林氏所见略同。根据辨证论治的精神，喻意此证可用温中化饮降逆之法，如吴茱萸汤等方。柯氏认为阳明半表半里之虚证，用瓜蒂散吐之，犯虚虚之戒，似不可从。

【原文】

阳明病，但头眩，不恶寒，故能食而咳，其人咽必痛；若不咳者，咽不痛。（75）

【译解】

阳明病，出现头目昏眩，不怕冷，是属阳明中风证，因此能够饮食。如果出现咳嗽的，为热邪上攻，病人咽喉一定疼痛；如果不咳嗽的，则热邪不上攻，咽喉就不会疼痛。咽喉为呼吸之门户，与肺胃互应，风热入阳明，肺受热扰，邪热上灼故必发咽痛。若不咳者，则胃热未影响于肺，热邪上蒸不甚故咽不痛。

【原文】

阳明病，无汗，小便不利，心中懊憹者，身必发黄。（76）

【译解】

无汗，小便不利是阳明发黄的基本条件。阳明病发黄的原因，主要是湿热郁蒸。无汗、小便不利者，热不得外散而内郁，湿不得下泄而内蓄，湿热结于中焦，胶结难解，影响肝胆疏泄，使胆汁外溢肌肤，故身必发黄。临床可出现目黄、身黄、小便黄等黄疸症状。心中懊憹者，因湿热郁蒸而内扰所致。

【原文】

阳明病，被火，额上微汗出，而小便不利者，必发黄。（77）

【译解】

阳明病是里实热证，当以清法、下法治之，经证以白虎汤清，腑证以承气汤下，病可愈。今反以火法治疗，势必助长火热之邪更加猖獗。小便不利则湿不得下泄，额上汗出是湿热熏蒸之故，何况仅额部汗出并不能使湿邪外出，湿热熏蒸于内，必发黄。柯氏注额为心部，额上微汗出是心液竭，小便不利是肾亦虚，这种解释似乎欠妥，而且与其用栀子柏皮汤也不符合，自相矛盾。本条的小便不利属水湿内阻、不得下泄之故，治疗当以清热利湿、通利小便为主。本条在病理上和第76条"阳明病，无汗，小便不利，心中懊憹者，身必发黄"、第113条"阳明病，发热汗出者，此为热越，不能发黄也；

但头汗出，身无汗，剂颈而还，小便不利，渴引水浆者，此为瘀热在里，身必发黄，茵陈蒿汤主之"的发黄机制相似，在治疗上可以相互参考。从这几条我们也可以受到启示，临床治疗"阳黄"一证，必须从治湿、热入手，方法上主要以清利小便、通利大便、发汗祛邪三个途径，使湿热之邪排出体外，而黄自退矣。

【原文】

阳明病，脉浮而紧者，必潮热，发作有时。但浮者，必盗汗出。（78）

【译解】

"阳明病，脉浮而紧者，必潮热，发作有时"为里阳热实证。脉象浮而紧的，主胃燥成实，所以一定会出现潮热定时发作；只见脉浮的，主邪热内盛、实邪未成，所以一定会出现盗汗。

【原文】

阳明病，口燥，但欲漱水，不欲咽者，此必衄。（79）

【译解】

阳明病，出现口中干燥，但只想用水漱口，却不想吞咽下去的，这是热在血分的表现，一定会出现衄血。《太平圣惠方》本条云："阳明病，口干，但欲漱水不欲咽者，必鼻衄也，宜黄芩汤。"

◎黄芩

【原文】

阳明病，本自汗出，医更重发汗，病已差，尚微烦不了了者，此必大便硬故也。以亡津液，胃中干燥，故令大便硬。当问其小便日几行，若本小便

日三四行，今日再行，故知大便不久出。今为小便数少，以津液当还入胃中，故知不久必大便也。（80）

【译解】

阳明病，是会自汗出的，医生又重复发汗，疾病虽然得以解除，但还会微感发烦，里面有大便硬结的缘故。这是因为汗出过多，损伤了津液，胃中干燥所致。这时候应该问病人小便的次数，如果原来白天三四次，今天变成两次，那大便不久就会畅通了。究其原因，是因小便次数较原来减少，津液归入肠胃，肠中津液势必增加，硬便得以濡润，则大便自然会很快解出。

【原文】

伤寒呕多，虽有阳明证，不可攻之。（81）

【译解】

呕多，言下之意呕的反应比肠道的反应更大，虽然有阳明病，也不可以攻下，因为人体这个时候是选择用呕的方式来解病，若用药也只能顺势而为，自上解病。这是《伤寒论》的核心思想，药物不是治病的，药物是帮助人体治病的，只能协助人体，不可越过人体，更不可逆着人体之作为行事。

【原文】

阳明病，心下硬满者，不可攻之，攻之利遂不止者死，利止者愈。（82）

【译解】

阳明病，胃脘部痞满硬结的，不能用攻下法去治疗。如果误用攻下，就会损伤脾胃而致腹泻。假如腹泻不停的，就有生命危险，这是由于伤了元气而破坏了人体自我协调的能力；假如腹泻停止的，说明攻对了，疾病就会痊愈。

【原文】

阳明病，面合色赤，不可攻之，必发热，色黄者，小便不利也。（83）

【译解】

对本证邪郁于经，并未入腑之证不可攻，注家看法皆同。但对面合色赤的解释略有不同，张氏认为是"表寒外束，郁其经热"，意即阳气怫郁在表所致，当以汗法解之。黄氏认为"是经热而非腑热"，意指此为白虎汤证，当以清法解之。我们认为两说皆通，当具体结合有关脉证鉴别。但攻下一法，无疑是禁用的，这一原则应该掌握。

【原文】

阳明病，不吐不下，心烦者，可与调胃承气汤。（84）

调胃承气汤方

甘草二两（炙）　芒硝半升　大黄四两（清酒洗）。

上三味，切，以水三升，煮二物至一升，去滓，内芒硝，更上微火一二沸，温顿服之，以调胃气。

【译解】

本条未用吐、下之法，属于原发性调胃承气汤证。因平素内热偏盛，感邪化热，耗伤津液导致肠间糟粕内停，腑气不得通畅，浊热之气上扰，故见心烦，临证可有蒸蒸发热、汗出、谵语、腹胀满、不大便、舌红苔黄燥等，其病机为：内热津伤，阳明燥热初结，结实未盛。治以泄热和胃，润燥软坚。方用大黄，具有斩关夺门之功，可夺土郁而通壅滞，定祸乱而致太平，其味苦性寒，荡涤实热以通腑气，芒硝咸寒，软坚润燥泄热，甘草甘平，缓调胃气，是调胃之义，胃调则诸气皆顺，故曰调胃承气汤。方中甘草与大黄同煎，缓和硝黄攻下之势，使药物能较长时间地作用于胃肠，另外甘草能润燥和中，防止硝黄耗伤胃气，故为缓下剂。本方服法有两种，一是用温药复阳后致胃热谵语，取"少少温服之"，取其缓缓泄热作用，为缓中见缓。一是用于阳明实热之证，取其泄热和胃之功，用"温顿服之"，为缓中见急。本方临床主要用于：阳明病实证，燥屎初结，结实未盛；以燥热为主而痞满较轻者；下后宿垢未尽者；体质偏弱之阳明腑实者。

【原文】

阳明病，脉迟，虽汗出不恶寒者，其身必重，短气，腹满而喘，有潮热者，此外欲解，可攻里也。手足濈然汗出者。此大便已硬也，大承气汤主之；若汗多，微发热恶寒者，外未解也，其热不潮，未可与承气汤；若腹大满不通者，可与小承气汤，微和胃气，勿令至大泄下。（85）

大承气汤方

大黄四两（酒洗） 厚朴半斤（炙，去皮） 枳实五枚（炙） 芒硝三合。

上四味，以水一斗，先煮二物，取五升，去滓，内大黄，更煮取二升，去滓，内芒硝，更上微火一两沸，分温再服。得下，余勿服。

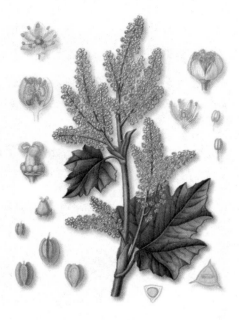

◎大黄

【译解】

总的来说，小承气汤与大承气汤皆是治疗阳明里实热，燥结已成的，仅有些标的不同。从程度上看，大承气汤是治疗大实大热的，小承气汤是治疗小实小热的，如以燥结为衡量标准的话，大承气汤是治疗燥结已成，而小承气汤是治疗燥结未成或将成的；从症状上看，小承气汤用以治疗以痞满为主的，大承气汤则用来治疗痞、满、燥、实、坚；从药物组成上看，小承气汤是大承气汤"小其制也"；从功用上看，一个峻猛，为峻下剂，一个和缓，为缓下剂。各注家对大、小承气汤功用特点和适应证等都有独到之见解，可相互补充，加深理解。柯韵伯更阐述二方煎法之义，尤有参考价值，运用时确应注意。

在大、小承气汤的使用上，往往牵涉辨便硬与燥屎的问题。所谓便硬就是粪便硬结为块，而燥屎则是硬便中的水分更进一步干枯。有这样的说法，硬便留于肠中用小承气汤，燥屎留于肠中用大承气汤。但临床上便硬和燥屎怎么区别？由于仲景在运用攻下法时是非常谨慎的，故当推断内有燥屎（亦即阳明燥热结实甚重）而无十足把握时，即用小承气汤试探（当然同时也是一种治疗，参见第86条）。若转矢气，说明有燥屎，可再用大承气汤攻之或小承气汤和之；燥屎也或可因初服小承气汤即得下（见李士材医案，但其小承气汤中大黄加倍）。若不转矢气，即说明无燥屎，不可再用大承气汤攻下。若肠内无燥屎或燥屎将结（即阳明燥热结实不甚）而用大承气汤，则可能出现因大下而伤正的种种弊病。但在已经积累了许多攻下法经验的今天，在后世对大、小承气汤进行了若干改进（如增液承气汤、新加黄龙汤）的现在，在运用大承气汤时就不必如此谨小慎微，总要以小承气汤来进行试探。不过要重视仲景之所以如此做法的精神实质，注意逐邪莫要引邪、攻下切勿伤正。如果仅仅认为大承气汤除燥屎、小承气汤祛硬便，那就还没有抓住问题的本质。所以在分析大、小承气汤的功用时，不要将着眼点放在辨便硬与燥屎上，还是吴又可的话对，"注意逐邪，勿拘结粪"。

【原文】

阳明病，潮热，大便微鞕者，可与大承气汤，不鞕者，不可与之。若不大便六七日，恐有燥屎，欲知之法，少与小承气汤，汤入腹中，转矢气者，此有燥屎也，乃可攻之。若不转矢气者，此但初头鞕，后必溏，不可攻之。攻之必胀满不能食也。欲饮水者，与水则哕。其后发热者，必大便复鞕而少也，以小承气汤和之。不转矢气者，慎不可攻也。（86）

【译解】

阳明病，潮热，大便硬者，说明肠中燥屎已结，治疗可用大承气汤。因潮热为阳明腑实燥结的重要特征之一，有潮热，是因肠中大便结硬，腑气不通，临床当伴有腹满痛拒按、手足濈然汗出等症，可用大承气汤泄热去实。若大便不硬，说明肠中燥屎未形成，则不可与大承气汤。其大便微硬之"微"字，疑为衍文。若不大便六七日，而潮热、腹满痛等症尚未显现，故仲景说"恐有燥屎",说明病情复杂。临床有津伤便秘者,有燥屎结聚者,欲知肠中是否有燥屎结聚,可用小承气汤试探。如果少与小承气汤后,病人腹中转矢气者,说明肠中有燥屎结聚,可用攻下之法。若不转矢气,大便初硬后溏者,为脾虚水停所致,故不可攻之。如果误用攻下,则脾胃损伤,运化失职,故胀满不能食;

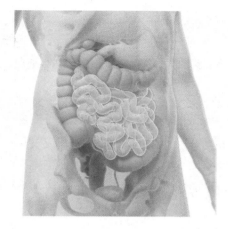

阴津损伤故渴欲饮水;胃气损伤,不能纳谷,故与水则哕。其后发热者,是指用承气汤攻下后仍发热者,是因为下后津液损伤,邪热复聚成实,因已下后,肠中燥屎不多,故大便复硬而少,则用小承气汤和下即可。"不转矢气者,慎不可攻也",表示下法使用要慎重,告诫后世学者若燥屎未结聚成实者,千万不可用攻下之法。

【原文】

夫实则谵语,虚则郑声。郑声者,重语也。直视谵语,喘满者死,下利者亦死。(87)

【译解】

谵语,指病人神志不清,妄言乱语,多见于实证,因邪热扰乱神明所致。郑声,指语言重复,声音低微,为精气虚脱,心神失养所致,多见于虚寒重证的后期阶段。《素问·通评虚实论》篇曰:"邪气盛则实,精气夺则虚。"谵语多由邪热亢盛、扰乱神明所致。表现为声高气粗,胡言乱语,属实,多见于阳明里热实证。郑声为精气虚而心神无主所致,属虚证。即《素问·脉要精微论》"言而微,终日乃复言者,此夺气也",多见于三阴病里虚寒证。谵语而直视,是阳热极盛,阴液将竭,精气不能上注于目,属危候。若见喘满者,为阴精竭绝于下,阳失依附,气脱于上,故云"死"。若见下利,为中气已败,气津下泄,阴竭于下,故云"亦死"。

【原文】

发汗多，若重发汗者，亡其阳，谵语。脉短者死，脉自和者不死。（88）

【译解】

发汗多，又重发汗，势必造成阳气随汗液外越，而有"亡阳"之变。误汗伤阳且伤阴，而以伤阳为重点，故条文着重指出"亡其阳"。心主神明，阳亡阴竭，心神无以依托必乱，所以出现谵语，病机如此绝不可误认为实证。在这种情况下，如果出现上不至寸，下不及尺，仅关脉搏动的短脉，说明气血津液俱竭，阴阳离决，预后不良，如果尚未见到短脉这种反映败象的脉，六部脉虽弱而犹存，即条文中所谓"脉自和"，便说明虽气血皆伤，却还没到阴阳离决的地步，此时若积极抢救，尚有治愈的希望。

《医宗金鉴》说本条谵语是"热邪乘燥传入阳明"，汪氏亦认为此谵语是"邪热盛"，这是因为他们拘于第87条"夫实则谵语，虚则郑声"句，而忘掉了本条汗出过多、阳亡阴竭这样至重至危的病情，没有考虑到这种情况下，哪里还有什么"邪热盛"可言！本条写法是仲景唯恐人们一见谵语便断定为实，提示要脉证合参，具体分析。

这里，转引两段文献，以供学者参考：

王肯堂曰：谵语症，有补虚一法，如《素问》云"谵语者，气虚独言也"；《难经》曰：脱阳者，见鬼。仲景谓亡阳谵语，即此义也。故楼英云：余用参芪归术等剂，治谵语得愈者百十数，岂可不分虚

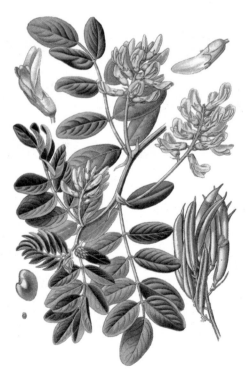

◎黄芪

实，一概用黄连解毒，大小承气汤以治之乎？王海藏亦曰：黄芪汤，治伤寒或时悲哭，或时嬉笑，或时太息，或语言错乱失次，世疑作谵语狂言者，非也，神不守舍耳。魏荔彤曰：阳明胃病，固多谵语矣，然谵语亦有虚实不同，不可概施攻下。（引自沈金鳌《伤寒论纲目》）

【原文】

微喘直视，脉弦者生，涩者死。（89）

【译解】

前条以"脉短"与"脉自和"相对，推测预后；本条则以"脉弦"与"脉涩"相对，推测预后。

本证不大便已达五六日以上，或至十余日，并有潮热、不恶寒、谵语等症状，符合用大承气汤的标准。但本证发作于或吐或下后，津液已经内伤，并表现出热盛津枯的症状。为了慎用大承气汤，条文中特根据津枯的程度，指出已不必攻的死证及一利即止后服的警戒。

本条热盛津枯轻者，"独语如见鬼状"，重者，"发则不识人，循衣摸床，惕而不安，微喘直视"。此时津枯已至严重程度，病情危急，此时当辨脉象以决生死。若其脉弦，弦是少阳之脉，示生机尚存一线。若脉但涩不弦，则是邪实液竭，多预后不良。故曰"弦者生，涩者死"。

本条的意义，是从脉因证治多方面来说明津液对阳明病的重要性。从病因上说，"若吐若下"，使津液先伤，导致病情严重。从症状上说，"惕而不安"，是心阴大虚；"直视"，是肾精将竭；"循衣摸床"，是水不涵木，肝风内动。从脉象上说，"脉弦"，是生机犹存一线；"脉涩"是津液已竭。从治疗上来说，一服大承气汤大便通利后，即止后服，也是预防过下伤阴。

当然，病已发展到"循衣摸床，惕而不安"的程度，这分明是热炽伤阴、肝风内动的危证，后世吴鞠通的一甲、二甲、三甲复脉汤以及大、小定风珠等方更为对证。即使有腹满不大便的症状存在，也应当采用吴鞠通之新加黄龙汤、增液承气汤等攻补兼施法，才能立足于不败之地。

【原文】

阳明病，其人多汗，以津液外出，胃中燥，大便必硬，硬则谵语，小承气汤主之。（90）

【译解】

此条论述小承气汤证的证候、病机及治法方药。重点是"大便必硬"与"硬则谵语"。

阳明病，汗出过多，津液外泄，以致肠胃燥而结实，大便必硬。由于便硬阻滞，腑气不通，灼热上扰神明而发谵语。正如徐灵胎曰："谵语由便硬，便硬由胃燥，胃燥由津液少，层层相因，病情显著。"本条证之谵语即由便硬所致，故用小承气汤泄热通便，使腑气得通，热有出路，则谵语自止。似这种汗多伤津的便硬，如果没有谵语，则当属于少阳阳明证，当用蜜煎外导，而不能运用小承气汤，所以"硬则谵语"，是使用小承气汤的重要指征。

便硬谵语虽属小承气汤的适应证，但因汗出多而胃中燥，须顾其津液，以免过用下法伤及阴分，故"若一服谵语止者，更莫复服"，提示不宜反复攻下，以防更伤津液，而犯虚虚之戒。

【原文】

阳明病，谵语发潮热，脉滑而疾者，小承气汤主之。因与取气汤一升，腹中转矢气者，更服一升；若不转矢气，勿更与之。明日不大便，脉反微涩者，里虚也，为难治，不可更与承气汤也。（91）

【译解】

本条讨论阳明实证的辨证，主要是大、小承气汤的运用。字里行间蕴含着相对性和以药试病等辨证思维，极有启迪意义。品读的重点是"脉滑而疾者"。

谵语与潮热，属于阳明实证的两大主症，尤其是大承气汤证的标志证候。按常法而言，只要出现谵语和潮热，就应运用大承气汤。而大承气汤属于攻下峻剂，临床运用必须慎重。因此当参合脉象辨证，以求万无一失。何种脉象才可以放胆攻之呢？
脉必沉实迟滞有力，证
明实邪结滞已经十分严
重。而本条却是"脉滑
而疾"，脉滑虽然是阳
热有余，但脉疾却是正
气不足，显示出假有余
而真不足之兆。此时，
不可峻攻，故改大承气
汤为小承气汤，以和代

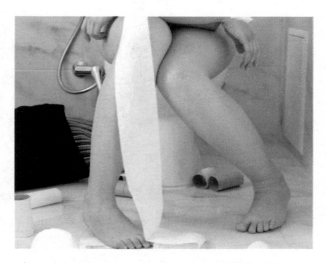

攻。须知"脉滑而疾"，不是小承气汤的主脉，而是大承气汤的禁忌脉。

　　本条紧接以自注分析了服用小承气汤后三种可能的转归：一是腹中转矢气，此显系大便已硬，寓和于攻，并无错误，故再与小承气汤一升下之；二是不转矢气者，则知大便尚在初硬后溏阶段，这样，即使小承气汤亦不可再服；三是服小承气汤微泻之后，次日又不大便，脉反由滑疾变为微涩。微为气虚，涩主津亏，此是假象去而真虚暴露，正气不支之象。此时不大便当下，而里虚又不可下，补则助邪，攻易伤正，是为攻补两难。当采用温病之增液汤、承气汤、新加黄龙汤诸方，才能立足于不败之地。

　　本条通过脉滑疾与脉微涩的前后对比，提示承气汤之用，尤其大承气汤，宜慎之又慎。

【原文】

　　反不能食者，胃中必有燥屎五六枚也；若能食者，但硬耳，宜大承气汤下之。（92）

【译解】

　　之所以可用能食不能食辨燥屎，是因为不能食反映出热伤胃中津液，燥屎结于肠胃。燥结甚的，当用大承气汤无疑。据第90条，胃中津伤而燥结不甚的，又可用小承气汤。所以《脉经》云"承气汤主之"，而不言大小是有道理的。

本条是对第89条的再一次补充：阳明病，潮热，谵语，若不能食用大承气汤；若能食，则不可用。

本证不能食和67条"不能食，名中寒"的不能食不同。本证是因胃热伤津，燥屎结于肠中，而致胃气不行；第67条则是由于胃寒不能化谷。故本证宜攻下，彼证则宜温补。

【原文】

阳明病，下血谵语者，此为热入血室。但头汗出者，刺期门，随其实而泻之，濈然汗出则愈。（93）

【译解】

阳明病有"热入血室"的情况，其实就是热与血结，所以有下血和谵语的症状。"但头汗出"是津液受里结的牵制，这时候可以刺期门穴泻其实，如果汗出了，就能使血热得以宣泄，则周身畅汗而痊愈。

【原文】

汗出谵语者，以有燥屎在胃中，此为风也。须下者，过经乃可下之。下之若早，语言必乱，以表虚里实故也。下之愈，宜大承气汤。（方八）用前第二方，一云大柴胡汤。（94）

【译解】

"汗出谵语"，这是外有太阳中风，内有燥屎阻结。燥屎内结必须用泻下法治疗，那就要"过经"后才可下，也就是等太阳病解后才可下。如果下早了，就会导致表邪尽陷而里实益甚，出现神昏语言错乱。如果表证已解而里实未去，用攻下法治疗就会痊愈，宜用大承气汤进行治疗。

【原文】

伤寒四五日，脉沉而喘满，沉为在里，而反发其汗，津液越出，大便为

难，表虚里实，久则谵语。（95）

【译解】

本论第85条云："阳明病，脉迟，虽汗出不恶寒者，其身必重，短气，腹满而喘，有潮热者，此外欲解，可攻里也。"由此可见，阳明里热结实，腑气不通，肺胃之气不降，必发喘息满闷。里证喘满，其脉必沉，与寒邪束表、肺失宣降之脉浮、胸满而喘，在病机、脉证上截然不同。若临证不辨表里，误发阳明里实之汗，伤表气以越津液，必致津伤燥结更甚而谵语。通过学习本条，进一步说明了脉证合参的重要性。

【原文】

三阳合病，腹满，身重，难以转侧，口不仁，面垢（又作枯，一云向经），谵语。遗尿。发汗则谵语。下之则额上生汗，手足逆冷。若自汗出者，白虎汤主之。（96）

白虎汤方

知母六两　石膏一斤（碎）　甘草二两（炙）　粳米六合。

上四味，以水一斗，煮米熟，汤成，去滓。温服一升，日三服。

【译解】

"三阳合病，腹满""口不仁""面垢，谵语"是阳明病；"身重难以转侧"是太阳病；这里没有少阳证；遗尿是指津液大虚，膀胱结缔组织失养不能约束了。三阳合病治从少阳。如果只是发汗，津液更虚，谵

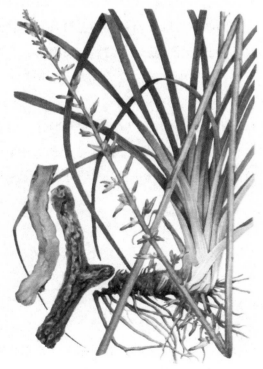

◎ 知母

语会更严重；如果只是下，也会津液更虚且邪气内陷，那就只有额头上有汗了，别的地方出不来汗了，手足还会逆冷。如果下之后，还有热证的自汗出，那就说明还是温病，以当下的证为准，可以用白虎汤。

【原文】

二阳并病，太阳证罢，但发潮热，手足漐漐汗出，大便难而谵语者，下之则愈，宜大承气汤。（97）

【译解】

太阳阳明两经并病，太阳表证已解，仅只见发潮热，手足微微出汗，大便解出困难而谵语的，是属阳明里实，攻下里实就可痊愈，适宜用大承气汤。

【原文】

阳明病，脉浮而紧，咽燥口苦，腹满而喘，发热汗出。不恶寒反恶热，身重。若发汗则躁。心愦愦，反谵语。若加温针，必怵惕，烦躁不得眠。若下之，则胃中空虚，客气动膈，心中懊𢙑，舌上胎者，栀子豉汤主之。（98）

栀子豉汤方

肥栀子十四枚（擘） 香豉四合（绵裹）。

上二味，以水四升，煮栀子取二升半，去滓，内豉，更煮取一升半，去滓。分二服，温进一服。得快吐者，止后服。

【译解】

本条症见发热汗出，不恶寒，反恶热。参阳明病篇第59条"阳明病，外证云何？答曰：身热，汗自出，不恶寒，反恶热也"，显然为阳明经证，邪热壅盛于里无疑。然脉见浮紧，症见咽燥口苦，似为太阳脉和少阳证，加上前证当为三阳合病？仔细辨析，脉虽浮紧而无恶寒发热之太阳表证，症见咽燥口苦而无往来寒热等少阳证，故仍当辨为阳明经病初受邪时，证虽变而脉未变，燥热上冲故咽燥口苦。阳明热盛，气机阻碍故腹满而喘，阳明主一身肌肉，热盛伤气故身重。所以此时仍当清热，用白虎汤，而不可以发汗或温针。虽腹满而不谵语，邪热尚未内结成实，故不可攻下。这一点诸家基本一致。正如柯韵伯指出："脉虽浮不可为在表而发汗，脉虽紧不可以身重而加温针，胃家初实，尚未燥硬，不可以喘满、恶热而攻下。"可谓明矣。

今医者不明，误以发汗，津伤热炽，扰动心神而烦躁谵语；误温针，以热助热，而惊恐失眠；误用攻下，徒伤胃气，造成胃中空虚，邪热乘虚内扰胸膈，胸中郁闷不舒，舌苔白中微黄，用栀子豉汤清热除烦。成无己、钱潢补充了舌苔之色，可供参考。但成氏误以栀子豉汤为涌吐之剂，不甚妥帖。

第99条承上条，为误治后津液严重损耗，邪热炽盛，用白虎汤清解邪热，加人参补气生津。

第100条症见脉浮发热，渴欲饮水，小便不利，为津伤而水热内蓄，下焦气化不利。虽和白虎加人参汤证同见发热，渴欲饮水，但两证迥殊。白虎人参汤证有大汗出而小便利，纯属阳明经证热盛伤津，猪苓汤无大汗出而小便不利（第101条汗出多而渴者，不可与猪苓汤，可反证本条当无大汗），为水热互结下焦而津液内伤所致，故以猪苓汤清热利水滋阴。

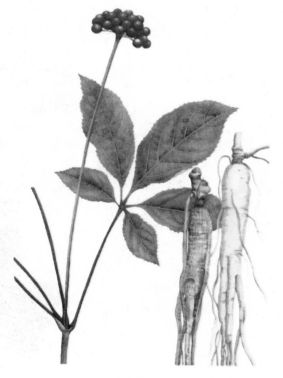

◎人参

【原文】

若渴欲饮水，口干舌燥者，白虎加人参汤主之。（99）

【译解】

本条承接第98条而来，假设阳明病误下后的另一种病情。下后里热炽盛未能缓解，而且津气受到严重损伤，出现渴欲饮水，口干舌燥者，则属热盛津伤之证，故用白虎加人参汤清解阳明里热，益气生津。本病病因病机为胃热炽盛，无形邪热充斥内外。其辨证要点当有发热，烦渴，汗出，脉洪大，腹满身重，难以转侧，口不仁，面垢，神昏谵语，遗尿等。治则用辛寒清热，生津止渴之法，方选白虎加人参汤。

【原文】

若脉浮，发热，渴欲饮水，小便不利者，猪苓汤主之。（100）

【译解】

本条承第98条而来，"若"为假设之词，当和第98条、99条参看，意在阐述阳明病误下后有余热留扰胸膈者，有里热太盛津气受伤者，也有下后出现水热互结之证者。本条是下后津液受伤，阳明余热犹存，邪热鼓动血脉，脉应之而浮，里热达表，故见发热。邪热灼伤津液，津液受伤，不能上承于口，故见渴欲饮水。水热结于下焦，膀胱气化不利，故见小便不利。本证因津伤水气不利所致，故以猪苓汤清热育阴利水。

【原文】

阳明病，汗出多而渴者，不可与猪苓汤，以汗多胃中燥，猪苓汤复利其小便故也。（101）

【译解】

猪苓汤虽有阿胶滋阴，究以利水诸药为主。若汗出多而口渴，是汗多而津液已伤，引水自救之证。汗出既多，胃中必燥，此时即有小便不利，也不可轻易利水，因汗溺同源于津液，汗既夺于外，溺再夺于下，津液更耗而危亡立待。成氏据

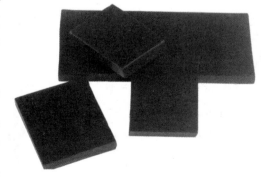

◎ 阿胶

《灵枢·五癃津液别》立论较高，柯氏补充此条方治可参。但本证汗多口渴似以白虎加人参汤为切。

【原文】

脉浮而迟，表热里寒，下利清谷者，四逆汤主之。（102）

【译解】

一般情况下，风寒束表，脉象随之而浮，所以浮脉多主表。但浮脉也主热证，由于邪热鼓动血脉，因而脉象也随之而浮，浮而有力的为实热，浮而无力的为虚热。迟脉多主虚寒，但沉迟并见且有力的脉主阳明里实。现在脉浮而迟，当属于阳气内虚，阴寒内盛，虚阳外越，所以脉象浮而迟，这是外有假热内有真寒之证，由于脾肾阳虚，不能运化水谷，所以会出现腹泻完谷不化。急当回阳救逆，用四逆汤主治。

【原文】

若胃中虚冷，不能食者，饮水则哕。（103）

【译解】

在五行上，胃属阳土，主受纳，腐熟水谷。若胃中虚冷，阳气虚衰，不能受纳、腐熟水谷，故不能食，若饮水则致水停于胃中，寒水相搏，胃失和降而上逆，故为哕。本条的"不能食"，是因胃虚不纳，第92条"反不能食"，因胃中必有燥屎五六枚也，虽同为不能食，但有虚实之别，临床诊病不可不知，实邪在胃不能食，胃虚不纳亦不能食。

【原文】

脉浮，发热，口干鼻燥，能食者则衄。（104）

【译解】

"脉浮发热"有发热的表证但不恶寒，说明阳明经有热邪，并不是太阳经的表寒；"口干鼻燥"也可以说是津液枯燥，是阳明经热邪循经脉而影响上焦；"能食者则衄"说明胃腑阳盛并作热，热气迫血，上干于肺，肺开窍于鼻，所以鼻干严重而流血。脉浮、发热、口干鼻燥，与能食并见，说明阳明热盛，向内波及血分，损伤阳络则致衄血。若脉浮、发热、口干鼻燥而不能食，阳明内热不盛，则可能不会出现流血。

【原文】

阳明病，下之，其外有热，手足温，不结胸，心中懊憹，饥不能食，但头汗出者，栀子豉汤主之。（105）

【译解】

太阳表证未除而误用攻泻，下之过早，以致热陷胸膈，见"心中懊憹，饥不能食"的栀子豉汤证。何以知表邪未解？阳明病用下法，本无异议，属正治之法，今下后见邪热留扰胸膈之症，可知邪热未全入里化燥，而操之过急下之过早使然。即便是阳明腑实已成，而太阳表证未解者，亦不宜急于求功，当先解其表，表解乃可攻之。否则早用攻下则表邪内陷，使病症横生枝节，变证蜂起，故前贤有云"邪实尚可再攻，正脱不可复挽"，实属至理之言。

表不解而误下变证，在太阳篇中阐述颇详。有热迫肠道的下利；有胸阳受损所致的脉促胸满；有热与水或痰互结的结胸证；也有热陷气结的痞证等等。本条则邪陷较浅，仅位于胸膈之上，既未气结成痞，更无水热结胸，故以栀子豉汤清泄胸膈之余热即可。魏氏认为"其外有热"是表仍未解，故仍用栀子豉汤"从太阳治"，此说本身自相矛盾。既然承认邪陷胸膈，下文又说"病仍带表"，且把栀子豉汤作为解表剂，难作公允。观条文中所谓"外有热"，非表有热，是胸中热邪，形之于外的一种反映。所以，虽伴有"但头汗出"，不可视为表证。因为凡表证发热，必有恶寒、身疼等症。此热自胸中熏蒸于上，故见"但头汗出"。

应当指出的是，惟舒氏的看法与众说相反，他认为下后"饥不能食"是伤及中阳的缘故，主张扶阳理脾，不宜用栀子豉汤。当然，误下每易伤阳，但细析本条脉证并无寒象可见。这里的"饥不能食"，正是热扰胸膈的特征。

因此，舒氏之论，未免失之于偏。

【原文】

阳明病，发潮热，大便溏，小便自可，胸胁满不去者，与小柴胡汤。（106）

【译解】

本条论述少阳转属阳明而少阳未罢的辨治。重点为"发潮热"与"胸胁满不去"。

病由少阳转属阳明，故往来寒热转为日晡潮热，但大便溏而不硬，小便不

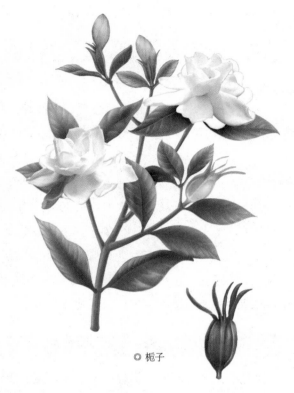

◎ 栀子

数而自可，并且胸胁满的症状仍在，说明病机仍侧重于少阳，应当先治外后治内，仍用小柴胡汤以解少阳之邪，或者小柴胡加芒硝汤主之。

"胸胁满不去"，是辨证少阳病的关键，从"不去"体会，说明胸胁满的症状发生在潮热以前，乃属少阳与阳明并病。同时亦可知潮热一症，仅是病邪初入阳明，还不能作为攻下的指征，因为大便尚未结硬。

【原文】

阳明病，胁下硬满。不大便而呕，舌上白胎者，可与小柴胡汤。上焦得通，津液得下，胃气因和，身濈然汗出而解。（107）

【译解】

阳明病，胁下痞硬胀满，不解大便，呕吐，舌苔白的，为柴胡证未除，可用小柴胡汤治疗。用药后，上焦经气得以畅通，津液能够下达，胃肠机能

得以恢复，就会周身畅汗而病解。

【原文】

阳明中风，脉弦浮大而短气，腹都满，胁下及心痛，久按之气不通，鼻干，不得汗，嗜卧，一身及面目悉黄，小便难，有潮热，时时哕，耳前后肿，刺之小差。外不解，病过十日，脉续浮者，与小柴胡汤。（108）

【译解】

阳明中风，脉象弦浮而大，全腹胀满，两胁及心下疼痛，按压很久而气仍不畅通，鼻中干燥，无汗，嗜睡，全身肌肤及目都发黄，小便解出困难，发潮热，哕逆不断，耳前后部肿胀。证属三阳合病，治疗当先用针刺法以泄里热。刺后里热得泄，病情稍减，而太阳、少阳证未除，病经过了10天，脉象弦浮的，可给予小柴胡汤以解少阳之邪。

【原文】

脉但浮，无余证者，与麻黄汤。若不尿，腹满加哕者，不治。（109）

麻黄汤方

麻黄三两（去节） 桂枝二两（去皮） 甘草一两（炙） 杏仁七十个（去皮尖）。

上四味，以水九升，煮麻黄，减二升，去白沫。内诸药，煮取二升半，去滓，温服八合。覆取微似汗。

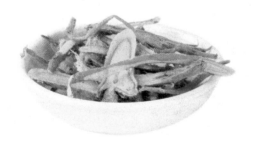

◎甘草

【译解】

如果服小柴胡汤后少阳证已解，只见脉象浮等表证，无其他经见证的，属太阳表阳寒实证，可给予麻黄汤治疗。如果病情严重，出现无尿、腹部胀满并且哕逆更甚的，属不治的证候。

【原文】

　　阳明病，自汗出，若发汗，小便自利者，此为津液内竭，虽硬不可攻之，当须自欲大便，宜蜜煎导而通之。若土瓜根及大猪胆汁，皆可为导①。（110）

【注释】

　　①导：为中医外治法的一种，导有因势利导之义。如津伤便秘者，用滑润药物纳入肛门，引起排便，叫作导法。

【译解】

　　本条先论述了便秘发病的原因，再论述其治疗方法及用药的时间。阳明病，自汗出，指出疾病的初期症状。阳明病本有汗出，若再用发汗的方法治疗，则汗出津液越于外，小便自利者，则津液竭于下，津液内竭，肠道干燥则糟粕内停而为便硬。本证便硬为津伤所致，故不可用承气汤类攻下之法，亦不可用润下之法。当用清热润燥，导下通便之法，临证可用蜜煎导、土瓜根或猪胆汁。"当须自欲大便"，指出了导法的用药时间。导法是一种从肛门直接引导的外治法，对于年老体弱的便秘和久病体虚之便秘，用之最为合适，用之既能引大便下行，又不伤正，但临证时一定要在病人有排便的感觉后才能使用。

【原文】

　　阳明病，脉迟，汗出多，微恶寒者，表未解也，可发汗，宜桂枝汤。（111）

【译解】

　　阳明病有热证和实证之分。阳明热证有大热、大烦渴、脉大和汗出等症；阳明实证有不大便、腹胀满、潮热、谵语等症。阳明病，脉应之而大，今脉迟，说明阳明里热不重。太阳表邪未除，邪郁肌表，故见微恶寒，太阳表虚不固，卫失固密，营阴外泄又兼阳明里热则汗出多。可发汗，指对于阳明里热未盛而又太阳表虚不固者，当因势利导，使表邪从汗外散。方可选用桂枝汤。本条虽有阳明里证，但太阳表邪未解者，当从表治，临证时当注意观察里热结聚的程度，若见发热，不大便，当审其小便颜色及舌质、舌苔等的变化，以灵活选择治法。

【原文】

阳明病，脉浮，无汗而喘者，发汗则愈，宜麻黄汤。（112）

【译解】

条文虽以"阳明病"冠首，但无汗者，说明阳明里热不甚。因阳明病多因热盛迫津外泄，临证多见汗出。脉浮，无汗而喘，当属太阳伤寒表实证。因为寒束肌表，卫阳被遏，营阴郁滞，腠理不开，故无汗；邪正交争于表，脉应之而浮；腠理不开，肺失清肃而上逆，故喘。本证虽以"阳明病"冠首，但其主因为卫阳被遏营阴郁滞所致，而阳明里热未盛，故说"发汗则愈"，临证可选用麻黄汤，辛温发汗，宣肺平喘。

【原文】

阳明病，发热汗出者，此为热越^①，不能发黄也。但头汗出，身无汗，剂颈而还^②，小便不利，渴引水浆^③者，此为瘀热^④在里，身必发黄，茵陈蒿汤主之。（113）

茵陈蒿汤方

茵陈蒿六两　栀子十四个（擘）　大黄二两（破）。

上三味，以水一斗二升，先煮茵陈，减六升，内二味，煮取三升，去滓，分温三服，小便当利，尿如皂角汁状，色正赤，一宿腹减，黄从小便去也。

【注释】

①热越：越，即发越之意。热越指邪热向外发泄。②剂颈而还：剂，同齐。指齐颈而还。③水浆：泛指饮料类。④瘀热：瘀，通郁。指邪热郁蒸于里。

【译解】

本条叙述了阳明湿热发黄证，多数注家认为发黄之病理由于瘀热在，湿热郁蒸所致，无疑是正确的。唯成氏仅言热蒸而不言湿郁，欠妥。须知纯热无湿是形不成黄疸的。对"但头汗出，身无汗"的机制，章氏的解释比较合理，值得参考。

学习本条可与后面第137条结合，可以更全面地掌握本证的证候特点。

【原文】

阳明证，其人喜忘者，必有蓄血……屎虽鞭，大便反易。（114）

【译解】

本条论述阳明蓄血证，以期与太阳蓄血证前后呼应，彼此见证，互相对比。品读的重点为"其人喜忘"，辨证的要点是"屎虽鞭，大便反易"。

"喜忘"，后世称之为健忘。此证按常法辨证属虚者多，责之心血心阴不足，心神失去滋养。但本条之"喜忘"，则属蓄血证，自然为实证，又提示了关于健忘症的变法辨证思维。

之所以诊断为阳明病蓄血证，不是依据于"喜忘"，而是"屎虽鞭，大便反易"。一部分离经血液与粪便相混合，故粪色多黑如胶漆，因血性濡润，故排便反易。这是胃肠瘀血的证据。

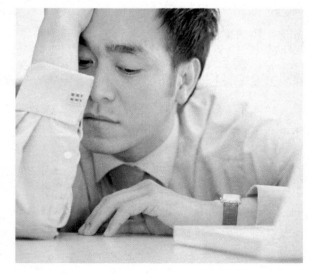

阳明蓄血证与太阳蓄血证的成因不同，症状各异。太阳蓄血，是"太阳随经，瘀热在里""热结膀胱"，系外邪深入下焦与血相搏结而成，病势较

急，故证候为少腹急结或硬满，如狂或发狂。而阳明蓄血是久瘀血所致，故屎虽硬，大便反易，其色必黑，因大便色黑，血随便消，其病势已大为缓和，故神识表现只是喜忘。本证成因及临床表现，虽与太阳蓄血证不同，然终属热与血结所致，故亦取活血逐瘀之法，宜抵当汤下之。

"喜忘"一证，中医常责之于心与肾，因为心主神，肾生髓，脑为髓海，所以人的记忆功能与心和肾关系最为密切。正因为如此，临床上见到"喜忘"，每每从心肾入手，且大多以滋补为治，而本证又揭示了活血化瘀法治疗"喜忘"的思路，为后世临床用活血化瘀法治疗诸如健忘、多梦、痴呆等症提供了范例。

【原文】

阳明病，下之，心中懊侬而烦，胃中有燥屎者，可攻。（115）

【译解】

阳明病下后，病不解，或因不当下而下之，或因可下而下法不当，原因种种，方有执认为燥屎严重，"药力未足以胜病"，也有可能。仲景本文意在分析"下后"证治，不在于讨论"下前"之病情。

阳明下后症见"心中懊侬而烦"，仅为内热之象，不足为可用攻下法之依据，能否攻下，当再询问病人的大便情况，"初头硬，后必溏"，此无燥屎，不可攻下。若大便始终燥结者，虽曾已下，也当用承气攻下。体现了《伤寒论》辨证施治的原则性。

【原文】

病人不大便五六日，绕脐痛，烦躁，发作有时者，此有燥屎，故使不大便也。（116）

【译解】

病人不大便五六日，邪热不得外解而内结阳明。然而燥屎形成与否，不能仅凭时间的长短而定，应结合临床的症状全面分析。今绕脐痛，是邪热与燥屎结于肠道，阻塞气机，气滞不通所致，也说明阳明实证腹痛的部位在脐周。

由于腑气受阻，浊气攻冲，心神被扰故烦躁。由于燥屎阻遏气机，浊气下无出路，时而上下攻冲，故腹痛阵阵加剧，即发作有时。本条紧承115条而来，指出了阳明燥屎内结的临床特点即绕脐痛，若有燥屎者，宜大承气汤，当用大承气汤泄热去实，攻下燥屎。

【原文】

病人烦热，汗出则解，又如疟状。日晡所发热者，属阳明也。脉实者，宜下之；脉浮虚者，宜发汗，下之与大承气汤，发汗宜桂枝汤。（117）

【译解】

疾病的初期症见病人烦热，经过发汗，病已解除，这是寒邪束表。"又如疟状"，指汗后又见到午后发潮热，好像发疟疾一样，即寒热交替出现，这是邪传阳明。如果午后发潮热又见到脉沉实有力的，说明阳明燥结已经形成，故可用大承气汤攻下治疗；如果脉象浮虚的，宜用发汗法治疗。攻下用大承气汤，发汗用桂枝汤。脉浮虚者，宜发汗，用桂枝汤，当与第42条合参。第42条云："太阳病，外证未解，脉浮弱者，当以汗解，宜桂枝汤。"本条的实质当脉证合参，若日晡所发潮热，脉滑而疾者，亦可用小承气汤治疗（见91条）。

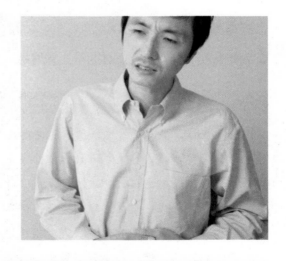

【原文】

大下后，六七日不大便，烦不解，腹满痛者，此有燥屎也。所以然者，本有宿食故也，宜大承气汤。（118）

【译解】

阳明腑实重证，经过大承气汤大下之后，一般来说，下后便通热泄，燥屎得去，病人则脉静身凉，知饥能食，而病可自愈，不须复用下法。本条大下后，六七日燥屎复结见不大便，症见烦不解，腹满痛，是因本有宿食内停的缘故而又下后邪热未尽，津液未复，邪热与宿食结于肠中而成为燥屎。烦不解，指大下后由于邪热未尽，故烦不解。不大便、腹满痛是由于余邪不尽，或饮食调理不当而致燥屎复结于肠，阻滞气机所致，故治用大承气汤泻热去实。

【原文】

病人小便不利，大便乍难乍易①，时有微热，喘冒不能卧者，有燥屎也。宜大承气汤。（119）

【注释】

①大便乍难乍易：指大便有的难，有的易。"乍"当"有的"解。

【译解】

一般规律，小便数为燥屎已成的标志之一，如第128条所说"须小便利，屎定硬，乃可攻之，宜大承气汤"。小便利，说明津液不能还于肠道，故知燥屎已成。本条文之证，病人小便不利，津液或可滋润肠道，故大便乍难乍易，似乎燥屎未成。但病人"喘冒不能卧"，可见腑气壅滞之极，必有燥屎阻结于内，否则病情不致如此。大便虽有"乍易"之时，燥屎并未排出，故宜大承气汤攻下，燥屎一去则喘冒止，气机通畅则小便利，体现了伤寒论辨证的灵活性。

【原文】

食谷欲呕，属阳明也，吴茱萸汤主之。得汤反剧者，属上焦也。（120）
吴茱萸汤方

吴茱萸一升（洗）　人参三两　生姜六两（切）　大枣十二枚（擘）。

上四味，以水七升，煮取二升，去滓。温服七合，日三服。

【译解】

进食后想呕吐的，辨证为太阴病半表半里阴寒虚证，可用吴茱萸汤进行治疗。如果服吴茱萸汤后呕吐反而增剧的，说明不是太阴病半表半里阴寒虚证，属上焦有热，可服用大黄甘草汤进行治疗。

◎ 大枣

【原文】

太阳病，寸缓，关浮，尺弱，其人发热汗出，复恶寒，不呕，但心下痞者，此以医下之也。如其不下者，病人不恶寒而渴者，此转属阳明也。小便数者，大便必硬，不更衣十日，无所苦也。渴欲饮水，少少与之，但以法救之。渴者，宜五苓散。（121）

五苓散方

猪苓（去皮）　白术　茯苓各十八铢　泽泻一两六铢　桂枝半两（去皮）。

上五味，为散，白饮和服方寸匕，日三服。

【译解】

太阳病，寸部脉缓，关部脉浮，尺部脉弱，病人发热、汗出、怕冷、不呕吐、心下痞满不适，这是医生误用攻下之法所导致的。假如没有误下，病人出现不怕冷而口渴的，这是邪传阳明。如果小便次数多的，大便一定干硬，其人虽然10余天不解大便，也没有什么痛苦。如果是胃中津液不足所致的口渴想要喝水的，可以给予少量汤水，以补充津液，津液恢复，则病可愈。如果是水饮内蓄、气不化津所致的口渴的，宜用五苓散通阳化气行水。如果是其他原因所致口渴的，可根据病情，依法施治。

【原文】

脉阳微而汗出少者，为自和也。汗出多者，为太过。阳脉实，因发其汗，

出多者，亦为太过。太过者，为阳绝于里，亡津液，大便因硬也。（122）

【译解】

脉之浮之寸皆主阳。阳脉盛，说明邪气盛，病人如果阳脉微弱了，汗也渐渐地出得少了，说明病退了，人体自己恢复过来了，病得痊愈。汗出得太多，津液势必损伤，因为伤了津液，人体虚弱了，邪气就会进去。汗出太过，还有可能是里面的"阳"绝了，这里的"阳"指津液，也就是丧失了津液，大便就会硬。

【原文】

脉浮而芤，浮为阳，芤为阴，浮芤相搏，胃气生热，其阳则绝。（123）

【译解】

浮芤是中空无力乏脉，多见于大失血或亡津之后，本条就是从脉的浮芤上测知此证为津液大伤。"胃气生热，其阳则绝"，也就是说里热太重，津液缺乏，肠管干燥，而大便燥结，这也就是阴虚津伤的便秘。从治疗上来说只宜润下，不宜攻下。因为无潮热、谵语、腹胀满等症，所以不能用三承气汤，可选用麻仁丸或外用蜜煎导、土瓜根、猪胆汁导法。

本条与第122、124条，都是言亡津液阴伤之后胃中干燥而成的大便硬症，是阳明病的一种类型，所以应该互参。

【原文】

跌阳脉浮而涩……浮涩相搏，大便则硬，其脾为约，麻子仁丸主之。（124）

【译解】

本条论述太阳阳明证的辨治，证候的重点为"大便则硬"，病机的重点是"其脾为约"，治疗的特点是"麻子仁丸"。

《伤寒论》中关于"脾约"有两条，一是第56条讲阳明病分类的"太阳阳明"，一是讲脾约证辨证论治的本条。关于"脾约"，大致有三种解释。

其一，约束之义。如成无己称"趺阳者，脾胃之脉，诊浮为阳，知胃气强。涩为阴，知脾为约。约者俭约之约，又约束之约……胃强脾弱，约束津液，不得四布，但输膀胱，致小便数，大便难，与脾约丸，通肠润燥"。其二，穷约之义。如钱天来等，言阴液不足，脾津穷约。约束也罢，穷约也罢，本质无二，均认为脾阴不足，不能为胃行其津

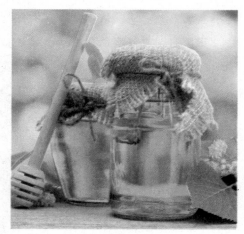

◎ 蜂蜜

液，致胃肠干燥而大便结硬。其三，省略之义。如喻嘉言所云："盖约者，省略也，脾气过强，将三五日胃中所受之谷，省略为一二弹丸而出，全是脾土过燥，致令脾胃中之津液日渐干枯，所以大便为难也。"喻氏所言，别具一格，不言脾弱，主张脾强。脾强可以理解为"脾家实"，脾阳回复，由湿化燥，波及胃肠，大便结硬，故此说亦有一定道理。

仲景于阳明病言"脾约"，意味深长。"其脾为约"是指胃热亢盛，反制其脾，阻遏脾为其行输津液。或者素体脾家阴津不足，无以正常为胃转输津液，从而导致胃肠干燥大便结硬。可见，所谓"脾约"，其最大的意义就在于提示我们：辨证阳明病，不应只着眼于"胃家"，大便虽然结在阳明胃肠，病机却可涉及太阴脾脏，充分体现了阳明与太阴相表里的整体观。传统讲脾病，都着眼于"下利"，脾约证又说明，脾病亦可致大便秘结。而火麻仁、芍药、杏仁、蜂蜜诸药，既是润肠通便治阳明之药，又可视为滋阴润燥治太阴之药。

【原文】

太阳病三日，发汗不解，蒸蒸发热者，属胃也，调胃承气汤主之。（125）

【译解】

本条是论述调胃承气汤证的证候和病机特点最为典型的条文，其重点为

"蒸蒸发热"。还须认真品读"调胃"二字的特殊意义。

正阳阳明胃家实的3个承气汤证，最值得思考的就是调胃承气汤证。因为大（承气汤）与小（承气汤）是对应的，而"调胃"却是单独冠名的。只要将"调胃"二字的含义分析透彻了，大与小的问题就会迎刃而解。而理解调胃承气汤证最具特色的就是本条的"蒸蒸发热"。连大便硬的主症都省略了，但提"蒸蒸发热"，仲景一定别有用意。用意就在于"蒸蒸发热"，与方中的"芒硝"，继而与方名的"调胃"紧密相连。"蒸蒸发热"又与太阳病的"翕翕发热"相对，形容热势亢盛，犹如蒸笼一般，由里向外蒸腾，充分反映了阳明"两阳合明"的发病特点。

阳明病病机的特点，应该是燥、热、结、实四字。而传统的所谓"痞满燥实坚"，一者逻辑混乱，"痞满坚"属于症状描述，"燥实"则属于病机概念，二者难以概全。"热"最能体现"两阳合明"的阳明为病的病机特色，偏偏未有提及。正阳阳明承气三方证，大承气汤证肯定是燥热结实俱重，而调胃承气汤证与小承气汤证则有所偏重。根据本条之"蒸蒸发热"，可知调胃承气汤证病机偏重于燥热，小承气汤证病机偏重于燥结。治法自然是调胃承气汤主在泄热，小承气汤主在通便。泄热就要重用芒硝，芒硝与大黄相较，推荡之力不如大黄，但泄热之力却长于大黄。何况本方芒硝的用量是3个承气汤中最大的，由此可知，本方当以清泄热邪为重点。但芒硝过寒，恐伤损胃气，故用甘草佐制护胃。另外，泄热不宜过速，以免药过病所，余热留恋难去，故甘草又有缓急之意，以求缓泄胃热，祛邪务尽。

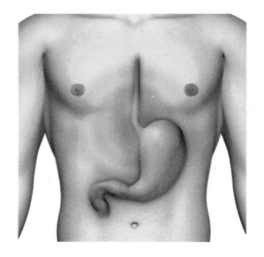

【原文】

伤寒吐后，腹胀满者，与调胃承气汤。（126）

【译解】

本条吐后腹胀满，不用小承气汤而予调胃承气汤者，诸家对其原因做了较为全面的论述；尤氏认为吐后气伤故不用破气药；程氏认为吐后亡津液，故不宜苦温辛燥的枳朴；成氏认为此为"邪热入胃"，言外之意，无燥实内阻，故用调胃承气汤下其胃热，胃热去则胀满消。以上看法各言一端，可相互补充，有助于全面理解。

【原文】

太阳病，若吐、若下、若发汗后，微烦，小便数，大便因硬者，与小承气汤，和之愈。（127）

【译解】

太阳病本用解表之法，若发汗太过，或误用催吐攻下之法，可使津液受伤，表邪不解而化热入里，邪从燥化而转属阳明。邪热扰神，燥热不重，故"微烦"。微烦者，表示邪入于里，邪热结聚的程度较轻。阳明燥实内结，气机阻滞不通，故见大便硬；小便数者，为津液偏渗膀胱，津液偏渗膀胱则津伤肠燥，津伤肠燥则大便硬。故本证大便硬因小便数而津液偏渗，津伤不能濡润肠道所致，微烦者，燥结不甚，本证属津伤化燥，腑气不通所致，故不需用大承气汤攻下，用小承气汤泄热通便，消滞除满，使肠胃气机调畅，病自可愈。

本条与126条调胃承气汤证均由表证误治而来，但调胃承气汤证病机以津伤肠燥、里热炽盛为重点，以蒸蒸发热、心烦、谵语、腹满、不大便、舌苔干燥等为主症。而小承气汤证以津伤化燥、气机阻滞不通为重点，以腹大满不通、大便硬、舌苔黄厚或腻为主症，或兼有潮热、谵语、心烦等。二者同属阳明实证，但因证候的偏重不同，故选用的方剂亦不相同。

【原文】

得病二三日，脉弱，无太阳、柴胡证，烦躁，心下硬。至四五日，虽能食，以小承气汤。少少与，微和之，令小安。至六日，与承气汤一升。若不大便六七日，小便少者，虽不受食（一云不大便），但初头硬，后必溏，未定成硬，攻之必溏。须小便利，屎定硬，乃可攻之，宜大承气汤。（128）

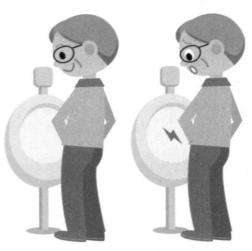

【译解】

对于邪热不重，但以邪结肠胃为主的腑实证，用大承气汤攻下时要慎重，须燥屎确已形成，无禁忌证时才可使用。此两点未确认之前，可先用小承气汤作试验性治疗，以防误治。患病二三天，脉象弱，无太阳、少阳见证，烦躁不安，胃脘部痞胀硬结，此属阳明病里阳热实证。患病四五天，虽见能够饮食，也应先给予少量小承气汤，以微微调畅胃气，希望腑通邪去。到了第六天，再给予小承气汤一升。如果大便不解六七天，而小便短少的，则津液当还于肠中，虽然不能饮食，也不是燥屎内结，而是大便初出干硬，后出稀溏，如果攻下必成溏泄。必须小便通利，大便始会坚硬，才能用大承气汤攻下。

【原文】

伤寒六七日，目中不了了，睛不和，无表里证，大便难，身微热者，此为实也。急下之，宜大承气汤。（129）

【译解】

目中不了了：即视物不清楚。睛不和：指眼球转动不灵活。外感病六七天，出现视物模糊不清，眼球转动不灵活，既无头痛畏寒等表证，又无谵语、腹满痛等里证，大便难以解出，体表有轻微发热的，这是燥热内结成实，而又真阴欲涸，应急下急阴，适宜用大承气汤。

【原文】

阳明病，发热、汗多者，急下之，宜大承气汤。（130）

【译解】

本条为阳明府实证，又见发热、汗出多，应急下存阴，用大承气汤进行治疗。

之所以宜大承气汤急下，是因为汗多热盛，用大承气汤急下里热，以防止发展为表里俱虚，甚或发展为阴阳俱虚。

【原文】

发汗不解，腹满痛者，急下之，宜大承气汤。（131）

【译解】

发汗以后，不仅病未解除，反而出现腹部胀满疼痛，是发汗伤津，燥热迅速内结成实，应急下存阴，宜用大承气汤。

【原文】

腹满不减，减不足言，当下之，宜大承气汤。（132）

【译解】

"腹满不减，减不足言"是阳明里实腹满的特征，也是大承气汤审证要点之一。本证之腹满无有减轻之时，可与虚证腹满相鉴别。太阴虚寒腹满，正如《金匮要略》所讲："腹满时减，复如故，此为寒，当与温药。"其病机是由脾胃虚寒，运化无力，寒气壅塞所致，亦即《素问·异法方宜论》所云"脏寒生满病"。临证应结合其他脉证综合分析。应该说明，所谓"腹满不减"，也非绝对没有减轻之时，只不过是减轻程度微不足道，正如喻氏所讲"见满至十分即减去二三分，不足夺其势也"。有人认为"减不足言"是说凡腹满有减者，绝非可下之证，恐有违条文本意，也不符合临床实际所见。

【原文】

阳明少阳合病，必下利，其脉不负者，为顺也。负者，失也。互相克贼，名为负也。脉滑而数者，有宿食也，当下之，宜大承气汤。（133）

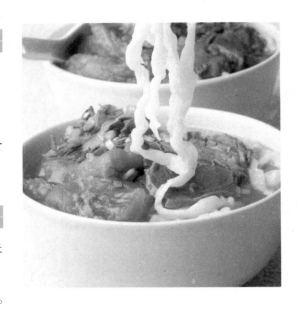

【译解】

本条根据五行生克学说来判断疾病的预后。一般来说，脉证相符为顺，脉证不符为逆。阳明属胃为土，少阳属胆为木，二者为木克土的关系。阳明与少阳合病而症见下利者，当察其脉象。所谓"不负"，即阳明胃土未被少阳胆木所克，临证所见脉象为阳明实大滑数之脉，反映了中土尚旺，木贼不能克伐，故其病为顺。若其脉不见阳明实大滑数之象而呈少阳弦细之象，则反映出阳明正气不足，受少阳胆木所克，故云"负者，失也"。《伤寒论》三阳病各有主脉，即太阳脉浮，阳明脉大，少阳脉弦。脉滑而数者，有宿食也，意指阳明热证见到脉滑而数者，为燥屎内结，故云"当下之，宜大承气汤"，临证当结合具体证候辨治。

【原文】

病人无表里证，发热七八日，虽脉浮数者，可下之。假令已下，脉数不解，合热则消谷善饥，至六七日，不大便者，有瘀血，宜抵当汤。（134）

【译解】

"病人无表里证"，指病人既无太阳之恶寒头项强痛之表证，又无腹满疼痛之阳明里实证。因热盛于内而熏蒸于外，故见发热。虽然脉象浮数，也可用泻下法泄热。假如已经攻下，脉浮已除，而脉数不解，是气分之热已解而血分之热未除，邪热与瘀血相合，所以容易饥饿，能够饮食，六七天不解大便。这是瘀血停蓄，宜抵当汤攻下瘀血。

【原文】

若脉数不解，而下不止，必协热便脓血也。（135）

【译解】

脉数不解，说明有热；下利不止，说明这个热是肠道实热，人体在用下利排这个实热，却一直未能排干净。如果攻下后脉数不除，而又腹泻不止的，是热邪下迫，势必会出现协热下利、解脓血便的变证。

【原文】

伤寒发汗已，身目为黄，所以然者，以寒湿在里不解故也。以为不可下也，于寒湿中求之。（136）

【译解】

寒湿发黄证即临床的阴黄证。本条论述了阴黄证发病原因和治疗原则。寒湿发黄多由脾胃阳气虚弱，寒湿内盛；或由伤寒发汗太过而损伤中焦阳气，以致寒湿中阻，影响肝胆疏泄，使胆汁不循常道而外溢肌肤，出现身黄、目黄、小便黄等黄疸症状。寒湿均为阴邪，其性沉滞黏腻，故阴黄其颜色晦暗，色如烟熏。临床尚有食少脘闷、腹满便溏、口不渴、舌质淡、苔白腻、脉沉迟等症。其病机正如原文所说："寒湿在里不解故也。"对于阴黄的治疗，原文说"于寒湿中求之"，即可用温阳散寒，除湿退黄之法，后世多用茵陈四逆汤、茵陈术附汤等治疗。本证因中阳不足，寒湿不化所致，其治疗不可用清下之法，故原文提出其治疗禁忌为"以为不可下也"。

【原文】

伤寒七八日，身黄如橘子色，小便不利，腹微满者，茵陈蒿汤主之。（137）

【译解】

本条论述湿热发黄的辨证要点和治疗。伤寒七八日，湿热阻于中焦，影响肝胆疏泄，胆汁不循常道而外溢肌肤，故见身黄如橘子色，本证既是湿热发黄的辨证要点，也是与寒湿发黄的鉴别要点。寒湿发黄者，身黄色如烟熏，色晦暗。湿热相合，郁积于里，腑气壅滞，故腹满。湿热阻于中焦，湿不得从下渗泄，故小便不利。临证当有心中懊憹，胸脘痞闷，无汗，小便不利，腹胀满，大便秘结等，其病机为湿热郁蒸，里有结滞，故治宜茵陈蒿汤清热利湿退黄。

【原文】

伤寒身黄，发热者，栀子柏皮汤主之。（138）

栀子柏皮汤方

肥栀子十五个（擘）　甘草一两（炙）　黄柏二两。

上三味，以水四升，煮取一升半，去滓，分温再服。

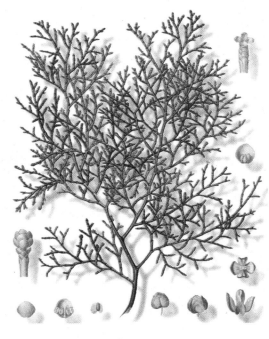

◎柏实

【译解】

本条以身黄发热为栀子柏皮汤的主症，《医宗金鉴》从伤寒本论中对身黄发热的不同治疗方法进行了分析，指出此身黄发热既无可汗之表，又无可下之里。汪氏又引武林陈氏之语，阐明此发热与麻桂汤证发热在病理上的不同，其分析都是正确的。此条与第137条均为湿热互结之阳黄，二者之区别在于彼有腹满，为里有实积；而此无腹满，为无里实积。尤氏虽然也明确地指出了这点，但对方药的分析忽略了利湿这一作用。

【原文】

伤寒瘀热在里，身必黄，麻黄连翘赤小豆汤主之。（139）

【译解】

本方证的主症是"身必黄"，焦点问题是"瘀热在里"而反用麻黄，因用麻黄又产生了疑义和争论，尤其在辨证思维方面存在较大的问题。

麻黄，《中药学》将其归入辛温解表药，麻黄汤又是治疗太阳表实证的代表方。众人皆知其发表力强，逐渐形成了"有汗不可用麻黄""正气虚者不可用麻黄""用麻黄者必兼表"等传统认识。其实从《伤寒论》对麻黄的运用上来讲，却非如此。有汗仍可用麻黄，如"汗出而喘，无大热者，可与麻黄杏仁甘草石膏汤"。肺热蒸腾，迫津外泄，必有汗出，仍可用麻黄。正气虚者可用麻黄，如外邪直中少阴，发为少阴表证，外有"发热"之实，内有"脉沉"之虚，其主治方麻黄细辛附子汤、麻黄附子甘草汤，不但用麻黄，而且是主药。用麻黄者不必尽治表，如厥阴病篇的麻黄升麻汤，主治伤寒误治导致的正虚阳郁肺热肠寒证，方中仍以麻黄为主药以发越郁阳。至于"用麻黄必为解表"之说则更不确实，有时用麻黄确为发汗，亦非解表治表证。如大青龙汤是论中开膝发表之力最强的一张方。麻黄用至六两，主治表闭阳郁证。而《金匮要略·痰饮咳嗽病脉证并治》曰"病溢饮者，当发其汗，大青龙汤主之，小青龙汤亦主之"。指出大、小青龙汤可用于治疗溢饮证，此时用麻黄虽是发汗，却非为解表，乃取其"开鬼门"宣肺利水之效。

由于受麻黄解表思想的影响，对于本方证的理解出现了异议。传统观点及教科书均认为，本方证属于阳黄兼表证。即麻黄、连翘、杏仁、生姜解表，赤小豆、生桑白皮等治黄。我们通过以上仲景对麻黄运用的分析可知，表里寒热虚实均可应用麻黄，既然如此，麻黄连翘赤小豆汤之麻黄等，就不必从解表体会。何况原文明确指出"瘀热在里"，其实，"在里"二字，与"麻黄"是相对的，意在说明此证属于里证，麻黄确非发汗解表，而是"开鬼门"，散水湿，使湿热之邪由表而解。这样一来，麻黄又与赤小豆形成鲜明的对比，提示麻黄上散湿热、赤小豆下利湿热的上下分消组方用药特色。这样一来，又提示了与茵陈蒿汤的鲜明对比，即茵陈蒿汤中栀子与大黄配伍，体现前后分消，本方麻黄与赤小豆配伍，体现上下分消。通过以上反复的、多角度的相对比较，仲景治疗黄疸的辨证论治思维揭示无遗。

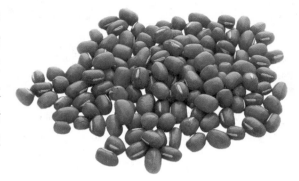

◎ 赤小豆

辨少阳病脉证并治

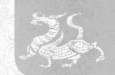

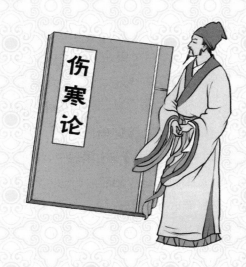

【题解】

少阳病是外感疾病发展的过程中，邪气已离开太阳之表，而尚未达阳明之里，处于太阳与阳明之间的一种证候。少阳病是六经辨证中外感热病的第二阶段，故少阳病也称为半表半里证。

少阳包括手少阳三焦和足少阳胆经，并于手厥阴心包和足厥阴肝通过经脉相互表里。少阳，也称"一阳""稚阳""小阳"，即说少阳为初出之阳气，阳气较少。故其阳气生机勃勃而又弱小，所以少阳正气偏弱，气血不足，抵抗病邪的能力较弱。在位置上，少阳处于表里之间，即通常所说半表半里。

足少阳胆腑，附于肝，外应右胁下，内藏精汁而主疏泄，故胆又名"中精之腑"。精汁，即胆汁，来源于肝。前人有"肝之余气，溢于胆聚而成汁"的说法。胆汁的排泄有促进饮食消化的作用。在五行上，肝胆同属木，其功能是不能截然分开的。肝与胆有经络相连，肝属阴，居里，胆属阳，居表。肝分泌胆汁，胆内藏精汁，由于胆承肝之余气，故肝胆皆主疏泄。如肝的疏泄功能失常，则会影响胆汁的正常排泄；胆汁的排泄障碍，又会影响到肝，导致肝的疏泄失常。肝主谋虑，胆主决断，故肝和胆对人的精神思维活动均有影响。

足少阳胆经，从外眼角开始，上行到额角，下耳后，沿颈旁，至肩上，退后，交出手少阳三焦经之后，进入缺盆穴。它的支脉从耳后进入耳中，走耳前，至外眼角后；另一支脉从外眼角分出，下向大迎，会合手少阳三焦经至眼下；下边盖过颊车，下行颈部，会合于缺盆。由此下向胸中，通过膈肌，络于肝，属于胆；沿胁里，它的主干即直行脉从缺盆下向腋下，沿胸侧，过季胁。足少阳胆之络脉和经别，合于厥阴，通过经络的相互络属与足厥阴肝相表里。

手少阳三焦腑，为水谷出入的道路，并具有疏通水道的作用，在维持水液代谢平衡方面，是个重要的器官。如《素问·灵兰秘典论》曰："三焦者，决渎之官，水道出焉。"即三焦相当于负责疏通水道的官，水道的通畅是由于三焦的调节而实现的。《难经·三十一难》"三焦者，水谷之道路，气之所终始也"的记载，是说三焦是机体受纳水谷、吸收营养、排泄糟粕的道路，为周身精气运行的始终。另外，关于三焦功能的记载，《灵枢·营卫生会》曰："上焦如雾，中焦如沤，下焦如渎。"上焦如雾，指上焦心肺宣发敷布水谷精气的功能，如同雾露弥漫灌溉全身。中焦如沤，形容中焦脾胃腐熟水谷的功能。下焦如渎，形容下焦大肠和膀胱如同水沟一样有排泄水液和糟粕的功能。

手少阳三焦经脉，起于无名指末端，上行小指与无名指之间，沿着手背出于前臂伸侧两骨之间，向上通过肘尖，沿上臂外侧，向上通过肩部，进入缺盆，分布于膻中，散络于心包，通过膈肌，广泛遍属于上、中、下三焦。它的支脉从膻中上行，出锁骨上窝，上向后项，连系耳后，直上出耳上方，弯下向面颊，至眼下。它的另一支脉从耳后进入耳中，出走耳前，经过上关前，交面颊，到外眼角。手少阳三焦通过经络与手厥阴心包相互络属，互为表里。

少阳概括三焦与胆，一为水谷精微和水液代谢的道路；一为主疏泄。故《素问·六节脏象论》篇云："凡十一脏，取决于胆也。"由于二者相互协调，肝胆疏泄正常，则三焦通利，津液得并，浊阴得降；三焦通利，则肝胆疏泄畅达无阻，津液得以上布下达。另一方面，胆气疏泄正常，三焦通畅，气、津、水、火才能通上下，贯表里，和阴阳。由于少阳的功能类似枢纽的作用，故称少阳为枢纽。由于各种因素破坏了少阳的生理功能，就导致少阳病的发生。

引起少阳病的原因，常见的有太阳病不解，传入少阳；少阳本经自病，即少阳中风。另外，厥阴阳复，也可出现少阳病。因为少阳处于太阳与阳明之间，主相火，故少阳病多从火化，故其病性为半表半里之热证。邪阻少阳经脉，可致少阳枢机不利，三焦不通，胆火上炎之证候，其临床可见口苦、咽干、目眩、往来寒热、胸胁苦满、嘿嘿不欲饮食、心烦喜呕、脉弦细等症状。少阳病的治疗当用和解少阳枢机，清泄相火之法，小柴胡汤为其主方。又因少阳外邻太阳，内近阳明，故病变常可外兼太阳或内兼阳明。若兼太阳证则宜和解解表兼施，若兼阳明里实证，则宜和解兼通下之法。少阳病为邪居半表半里之间，邪不在表，故不可发汗，邪不在里，亦不可吐下。误汗必伤其津，胃中干燥，津伤热炽，易发谵语。吐下则耗气血，心失血养，则发为心悸、惊剔等症，故少阳病汗、吐、下等法均不可用。

【原文】

少阳之为病，口苦，咽干，目眩也。（140）

【译解】

本条少阳病从病人的自觉症为提纲，表现口苦、咽干、目眩。胆为少阳之腑，胆热上蒸，则口苦；灼伤津液，则咽干；肝与胆合，肝主目，又肝胆属木为风，风主动摇，风火上扰，则目眩。柯氏强调从问诊而得。临床验证，其代表性确很强，如"口苦"一症放在首位，口苦的病机在于胆经有火，胆热上蒸。遇口苦、脉弦者，小柴胡汤累效。俗曰，苦为火之味，实际上胆经有火多苦，胃火多口臭，心火未必口苦。所以，口苦、咽干、目眩三症，从少阳胆腑的角度说明少阳病的机制，作为提纲在辨证上确有一定的价值。但如能与往来寒热、胸胁苦满、嘿嘿不欲饮食、心烦善呕、脉弦细等症合参，则尤觉全面，临床上对少阳病的诊断会更加明确和具体。

三阳病提纲用意各不相同，太阳主表，以脉证为提纲；阳明主里，以病理机转为提纲；少阳主半表半里，以病人的自觉症为提纲。细玩之，颇有意义。

有的注家对本条作为少阳病提纲提出异议：陆氏提出此三症非主症，应以小柴胡汤四症为正症。笔者认为本条三症反映了邪在半表半里及少阳胆腑的症情，可以作为提纲，当然在临证时应与小柴胡汤四症合参。

关于半表半里和少阳为枢：《伤寒论》中谈到少阳病小柴胡汤证的病位时指出："此为半在里半在外也。"半表半里之名，实始于此。后世注家对半表半里的含义各有发挥，从而也显得混乱。综合之，有三种含义：①指少阳病的病位，太阳主表，阳明主里，少阳则主半表半里；亦说太阳为表，太阴为里，少阳在半表半里之间。②足少阳胆经前连于胸，后连于肩背，介于体表前后各半之间，行于身之两侧，所以部位属于半表半里。③半表半里是外感热病发展过程中的一种证候类型的病机表现，以往来寒热等症为特征。太阳病在表以恶寒发热为特征，在由表入里的过程中，可以出现往来寒热的半表半里证，也可出现但热不寒的阳明证，或但寒不热的少阴证。笔者认为，说少阳病为半表半里证，理解为从证治概括出的一种特定病机的证型较贴切，它处于疾病发展中表、里之间的阶段，以足少阳胆经和胆腑的病理改变为主。本条口苦、咽干、目眩三症及小柴胡汤往来寒热等四症为其证候表现，小柴胡汤和解法为其正治。不宜单纯理解为表、里之间的一种特定的解剖部位。

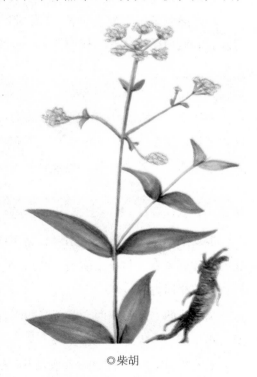

◎柴胡

少阳为枢，首见《素问·阴阳离合论》："是故三阳之离合也，太阳为开，阳明为合，少阳为枢。"对少阳为枢有两种认识：①从经络循行而言，足少阳经循行于胁，居太阳、阳明两经之间，外从太阳之开，内从阳明之合，具有出入枢转之机，也即在两阳经之间起枢纽的作用。②从阳气的多少而言，太阳三阳，阳气最盛；阳明二阳，阳气已有减少；少阳一阳，在三阳经中阳气最少，接着就要转入阴经，所以它是由阳转入阴的枢纽。笔者认为，二者着眼的角度不同，其说均通。

【原文】

少阳中风，两耳无所闻，目赤，胸中满而烦者，不可吐下，吐下则悸而惊。（141）

【译解】

少阳感受风邪，两耳无所闻，目赤，胸中满闷而烦躁不安，属少阳病半表半里阳热证，当与小柴胡汤去半夏人参加瓜蒌实，不可用吐法或下法治疗。如果误用吐法或下法，就会出现心悸不宁及惊恐不安的变证，与柴胡加龙骨牡蛎汤治疗。

【原文】

伤寒脉弦细，头痛发热者，属少阳。少阳不可发汗，发汗则谵语，此属胃。胃和则愈，胃不和，烦而悸（一云躁）。（142）

【译解】

外感病，脉象弦细，头痛发热的，是证属少阳。少阳病不能用发汗法治疗，误发其汗，损伤津液，津伤胃燥，邪传阳明，就会出现谵语。如果通过治疗，胃气得以调和，就会痊愈；如果胃气不和，就会出现烦躁、心悸的变证。

【原文】

本太阳病不解，转入少阳者，胁下硬满，干呕不能食，往来寒热，尚未吐下，脉沉紧者，与小柴胡汤。（143）

小柴胡汤方

柴胡八两　人参三两　黄芩三两　甘草三两（炙）　半夏半升（洗）　生姜三两（切）　大枣十二枚（擘）。

上七味，以水一斗二升，煮取六升，去滓，再煎取三升，温服一升，日三服。

【译解】

本条首先指出了本证因太阳病不解，而转入少阳。其症：胁下硬满，干呕不能食，往来寒热，皆是少阳之主症，按理应见少阳弦细之本脉，今见沉紧，似有不符。此时即当询之患者，是否用他法治疗过，以明本证是否误治传染。若已经或吐，或下，而后脉沉紧，可知中气受伤，寒邪内陷而成；今未经吐下，可知中气未伤，所以见沉紧脉，为表邪内传，结于少阳之里而致，故可与小柴胡汤，从枢转而达之于外。

仲景所云沉紧，似又包含着与浮紧相对的意义。太阳伤寒病位在表，脉自浮紧。今病有转化，脉象自然要有变化。云沉紧者，使人别于浮紧，

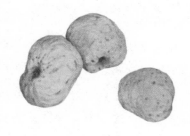

◎半夏

知脉虽仍紧，但已不浮，故非在表之寒也，结合见症及治疗经过，可知其病已离太阳而入少阳矣。病不在表，故无浮象，此脉理与病理亦符，故不必舍脉。本条义为说明太阳转属少阳之脉证。

【原文】

若已吐下、发汗、温针，谵语，柴胡汤证罢，此为坏病，知犯何逆，以法治之。（144）

【译解】

本条承第143条，讨论少阳病若吐下以后产生的变证和治疗原则。第143条云"少阳病，尚未吐下"，可与小柴胡汤和解少阳枢机。本条接着讨论少阳病未用和解，而用汗、吐、下、温针后所产生的变证和治则。谵语，是误治的后果，不属阳明腑实的谵语，若属阳明腑实当不属于坏病，所谓坏病是指病情错综复杂难以用六经病名来概括其证候特点。"柴胡汤证罢"，指已无少阳柴胡证之临床表现，即无口苦、咽干、目眩、往来寒热、胸胁苦满、嘿嘿不欲饮食、心烦善呕、脉弦细等症。对于少阳柴胡证误治以后的变证，仲景未列出具体的治法，而是原则性地指出"知犯何逆，以法治之"，即判断是何脏腑的病变，再根据辨证论治的精神，随证立法组方以治疗。

【原文】

三阳合病，脉浮大，上关上，但欲眠睡，目合则汗。（145）

【译解】

　　三阳合病，指太阳、阳明、少阳三经证候同时出现。脉浮属太阳，脉大属阳明，"上关上"，形容关脉长直有力，即少阳弦脉之象。故本病为三阳之经同时受邪。因热盛神昏，故病人但欲眠睡，即病人呈嗜睡之状。目合则汗，指盗汗，即睡眠中出汗，因阳热内盛，阴不内守，热迫液泄所致，在此不主阴虚，亦不主气虚。

【原文】

　　伤寒六七日，无大热，其人躁烦者，此为阳去入阴[1]故也。（146）

【注释】

①阳去入阴：阴阳，此指表里。阳去入阴，即去表入里之意。

【译解】

　　伤寒六七日，病日久不解。无大热，与太阳病发热相对而言，指体表热不甚，故无大热。其人躁烦者，为邪由表入里的表现。若病本无躁烦之症，在治疗过程中又出现躁烦者，说明疾病已经发生了变化。如第4条"伤寒一日，太阳受之，脉若静者，为不传。颇欲吐，若躁烦，脉数急者，为传也"，此处躁烦只能说明疾病已发生变化，而不能确定疾病传向何经。

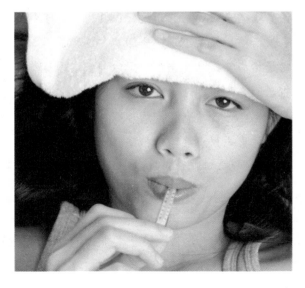

【原文】

　　伤寒三日，三阳为尽，三阴当受邪，其人反能食而不呕，此为三阴不受

邪也。（147）

【译解】

本条应与上条合看，上条以无大热而躁烦，断为传经；本条以病至三日而不呕，断为不传。从反正两方面说明，伤寒之传变与否当以客观证候为依据，不可拘于《素问·热论》所讲的日传一经的规律。各注家之见大体相同，尤以柯韵伯的论述发人深省，柯氏认为，三阴之受邪与否皆看阳明为转旋，以胃为水谷之海，五脏六腑皆受气于胃，故胃气之强弱是决定伤寒由表入里、由阳转阴之关键，这对于诊断、治疗以及预后之判断，都有很大的指导意义。

【原文】

伤寒三日，少阳脉小者，欲已也。（148）

【译解】

外感病第三天，病在少阳，其主脉当为弦。如果脉象小的，是邪气已衰，疾病将要痊愈的征象。在此，仲景以脉的变化反映病机的转归，此谓以脉言病机。《素问·热论》指出六经病日传一经，仲景运用六经病日传一经的理论，并进一步的发展，指出疾病的发展虽有一定的规律可循，但不是绝对的。如第5条，"伤寒二三日，阳明少阳证不见者，为不传也"。所以临床辨证，既要注意病史、病程，又要脉证合参。

【原文】

少阳病，欲解时，从寅至辰上①。（149）

【注释】

①寅至辰上：指寅、卯、辰3个时辰，即从凌晨3时至9时。

【译解】

本条论述少阳病欲解时。少阳主升发之气，郁则病作，舒则病解。而寅、卯、

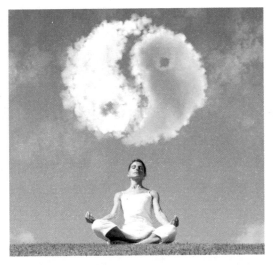

辰3个时辰，即上午3时到9时，恰是阳气升发之时，当少阳病邪衰之机，在此段时间内，得天阳之助，容易病愈。

六经病欲解时均与天阳相关，三阳病欲解时，分别是日出、日中、日入的前后，共占9个时辰。《素问·生气通天论》云："阳气者，一日而主外，平旦人气生，日中而阳气隆，日西而阳气已虚。"张景岳注云："平旦人气生，以日初升也；日中阳气隆，以日当午也；日西阳气虚，以日渐降也。"人体之阳，若天与日，天阳由于日之升降而有盛衰，人亦应之。卯属东方，是日出阳升之时，少阳病解于此时，是被郁之少火随天阳之升而容易舒发，这和柴胡之发越郁阳有相同之处。

辨太阴病脉证并治

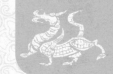

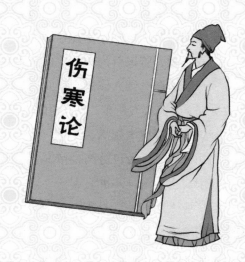

【题解】

太阴病是由于中焦虚寒、寒湿内阻、脾胃功能紊乱、中焦升降反常所致，临床以呕吐、下利、腹满疼痛、食欲减退、舌苔白腻、脉沉缓为主要脉证的疾病。

太阴即阴气多之意，也叫三阴，位主里，包括手太阴、足太阴二经和肺脾二脏。但从本章所论的实际内容来看，主要讨论的是足太阴脾脏和足太阴脾经的病变和证候，而手太阴肺的病变大多出现在太阳病篇中，这是因为肺主皮毛，与足太阳膀胱共同主表，故邪犯太阳，可导致肺气失宣而出现咳喘等症，故太阴肺的证候可参考太阳病相关内容辨证论治。

足太阴脾脏，主运化水谷，外合四肢，其气以升为健，同时又能代胃行津液而使胃气不燥。足太阴脾经，起于大趾末端内侧，沿大趾内侧赤白肉际上行，经第一趾骨小头后，上向内踝前边，上小腿内侧，沿胫骨后交出足厥阴肝经之前，上膝股内侧前边，进入腹部，属于脾，络于胃，通过膈肌，夹食管旁，连舌根，散布舌下。它的支脉从胃部分出，上过膈肌，流注心中，接手少阴心经。由于经络的相互络属，使足太阴脾与足阳明胃互为表里。在生理状态下，脾胃同居中焦，脾主运化，升清阳，主四肢，胃主受纳，腐熟水谷，与脾合称为后天之本，为人体气血生化之源，脾主升，胃主降，脾以升为顺，胃以降为和，为人体气机升降之枢纽。脾胃各项功能协调，则人体清阳得升，浊阴得降，水精四布，五脏得养。若脾胃虚弱，或被邪气所犯，以致中阳不足，水谷运化无力，则寒湿内停，脾胃升降失常而形成太阴病。

太阴病的成因大致可分两种情况：一是传经，指太阴病由他经传来。如病在三阳，由于辨证不准，误治失治，皆可致中焦阳气不足，脾胃功能紊乱而形成太阴病。一是直中，指太阴病的发生没有经过三阳，而直接出现太阴癥讖候，多由于病人平素中阳不足，风寒之邪直犯太阴或过食生凉，损伤脾胃，均可导致太阴病的发生，在临床上可出现腹满、呕吐、食不下、或食减退、下利、腹痛时痛时止、喜暖喜按、舌苔白滑、脉迟缓或沉缓等症。太阴病的病性多为里虚寒证，并以脾虚寒证为主。在太阴病的过程中，存在着中阳虚损，寒从中生、寒湿中阻、升降反常的病理变化特点。故太阴病的主要病机为脾气虚弱，寒湿中阻。太阴病亦可分为太阴病本证和太阴病兼变证，太阴病本证即太阴病提纲证，以腹满而吐、食不下、自利益甚、时腹自痛，且自利不渴为基本表现。而太阴兼变证主要有太阴兼表证、太阴腹痛证和太阴寒湿发黄证等。

太阴病的治疗，仲景提出"当温之"为治疗大法，即太阴病本证当以温补中焦、散寒除湿为重点，方用理中丸、四逆汤一类的方剂。若兼太阳表证，而里虚不甚者，可以从太阳病论治，宜调和营卫，方用桂枝汤。如太阳表证未除而中阳已伤者，可用温中解表之法，太阳病中篇桂枝人参汤可参考使用。若太阴病出现腹痛拘急者宜通阳益脾，活血和络止痛，用桂枝加芍药汤，若疼痛剧烈者，可化瘀通络导滞，选桂枝加大黄汤。若脾虚不能运化水湿，小便不利，湿邪下无出路，与寒邪搏结于中焦，影响肝胆疏泄，使胆汁外溢，渍于肌肤而为身黄，即出现寒湿发黄证，治疗当用温中散寒、祛湿退黄之法。总之，太阴病的治疗要注意保护中阳，苦寒之品不能太过。太阴病的预后一般良好，若治疗得当，脾阳恢复，湿邪积滞可从大便而泄，则病愈。如果太阴病治疗不当，则可发展为少阴病或厥阴病。如果太阴病温补太过，又可化燥伤津而转属阳明。

【原文】

太阴之为病，腹满而吐，食不下，自利益甚，时腹自痛。若下之，必胸下结硬[①]。（150）

【注释】

①胸下结硬：胸下，即胃脘部，指胃脘部痞结胀硬不舒。

【译解】

本条为太阴病提纲，多数注家均认为系里虚寒证，但有些注家如丹波元简则认为是里实寒证，有必要识别清楚。《伤寒论》将急性热病的传变规律用六经辨证进行归纳总结，包括疾病的寒热进退、虚实盛衰、病变部位等。三阳经属阳、热、实，三阴经为阴、寒、虚，所以太阴病反映为脾胃虚寒证。

虚寒和寒实在临床表现上有所不同，寒实证大便冷秘、腹部硬而拒按，脉沉实有力。虚寒证大便溏泻，腹部柔软喜按，脉迟缓无力。临证应注意鉴别。

【原文】

太阴中风，四肢烦疼，阳微阴涩而长者，为欲愈。（151）

【译解】

太阴感受风邪，就会出现四肢疼痛而烦扰不安，脉象浮取见微，沉取见涩而转长的，为邪去正气恢复的征象，预示着疾病将要痊愈。

【原文】

太阴病，欲解时，从亥至丑上①。（152）

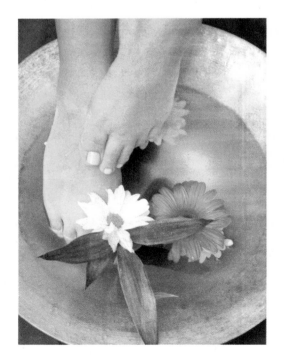

【注释】

①亥至丑上：指亥、子、丑3个时辰。即从21时至次日3时之前。

【译解】

本条论述太阴病欲解的大致时间。按阴阳消长的规律讲，阴尽则阳生，从一日来看，从合夜至鸡鸣，为天之阴，且为阴中之至阴。三阴中，以太阴为至阴，阴极于亥，阳生于子，至丑时阳气渐增。足太阴脾气旺于亥、子、丑3个时辰，此时，脾气来复，阳气渐增，脾阳回复，正胜邪却，则疾病有欲解之机。临证治疗太阴病时，应根据天人相应的这一理论，抓住这一有利时机，采用温阳健脾之法，以扶助正气，祛除病邪，有利于机体早日康复，但绝不可以坐以待愈，延误治疗时机。

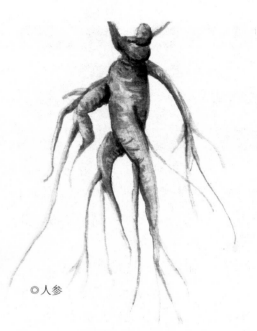

◎人参

【原文】

太阴病，脉浮者，可发汗，宜桂枝汤。（153）

【译解】

本条论述太阴兼表的治法，和第151条合参应有四肢烦痛之症，太阴病，指平素中阳不足之人，因外感风寒而发病。文中举脉略证，太阴病属中阳不足，脉当缓弱为常，今脉不缓弱而浮者，说明里阳虚不甚，太阴阳气尚能奋起抗邪，故脉应之而浮。可发汗者，指本条所述证有无汗一症，因病人中阳不足，故不可用峻汗之麻黄汤，而用桂枝汤治疗，既可以调脾胃，又可和营卫，从而达到扶正祛邪的目的。在临床上，对于太阴兼表的表里同病，一般当以桂枝汤解其表，后用理中丸、四逆汤一类的方剂治其里，但若里证较重者，应以四逆汤一类的方剂治其里，后再解其表，或用桂枝人参汤表里同治，以温里为主，兼以解表。

【原文】

自利不渴者，属太阴，以其藏有寒①故也。当温之，宜服四逆辈②。（154）

【注释】

①藏有寒：藏同脏，指脾脏有寒。②四逆辈：指四逆汤、理中汤一类的方剂。

【译解】

（1）病因病机：本证的病因是感受寒邪。脾胃原本阳虚，受此邪气，运化功能减弱，升降失常，清浊不分，产生寒湿下注，而发腹泻为原发。

（2）证候：太阴腹泻，本条省略了食不下、腹满、时腹自痛的症状，因在太阴之为病的提纲证中已指出了。

（3）治法：温阳健脾，温阳能散寒邪，健脾能祛内湿，寒湿去，脾阳复则腹泻可止，饮食恢复，腹满消失。

（4）方剂：主方是理中汤丸，若要选用四逆汤，必须脉沉；腹泻未消化的食物，或脉浮迟；大汗出，腹泻严重，手足厥冷。有这几组中的一组证候出现，才能应用。

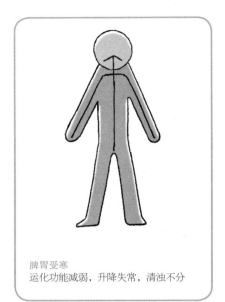

脾胃受寒
运化功能减弱，升降失常，清浊不分

【原文】

伤寒脉浮而缓，手足自温者，是为系在太阴。（155）

【译解】

阳明病篇第64条从阳明与太阴互为表里的角度，论述过此句。本条则是从太阴病的角度，阐述"系在太阴"的转归。重点应为"手足自温"及"系在"二字。

关于手足温：手足温之"温"是一个具有相对性的表示阳气多少的"量"的概念，同时作为一个辨证的指标，用以阐明六经病阳气的进退及定位辨证，其表现形式归纳起来有4种：

其一，少阳为病手足温。三阳病以阳气盛为基本病理特征，故当手足热。但三阳病相较，少阳的阳气较少。所以《伤寒论》以"胁下满手足温"提示病气主在少阳。

其二，太阴为病手足温。三阴病以阳气虚为基本病理特征，故当手足厥。但三阴病相较，太阴阳虚较轻，故少阴、厥阴病手足厥，太阴为病手足温。如第64、155条的"伤寒脉浮而缓，手足自温者，是为系在太阴"。

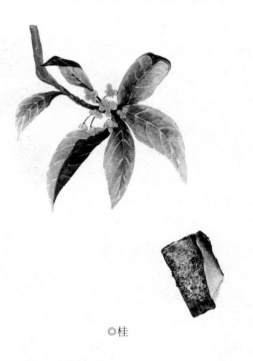

◎桂

其三，阴病阳复手足温。手足厥冷，是阴病寒化的特征，少阴、厥阴为病尤为如此。所以，仲景常把手足厥与手足温作为正邪胜负，阳气进退，特别是推测预后的重要指征。

其四，阳病热退手足温。手足热是阳病热盛的特征，三阳病中，阳明病乃属"两阳合明"，故热邪亢盛，其手足必热。若阳明之热衰退，手足之热势亦必随之降低，如第165条的"手足温"。

所谓"系在太阴"，是指具备太阴体质因素，或疾病正在向太阴病转属过程之中，与正式的、典型的太阴病还是有区别的。

【原文】

本太阳病，医反下之，因而腹满时痛者，属太阴也，桂枝加芍药汤主之；大实痛者，桂枝加大黄汤主之。（156）

【译解】

本条属于传统的争论问题，争论的焦点是所谓的"大实痛"，是实在阳明，还是实在太阴。因此本条品读的重点即是"大实痛"。

历代注家对于本条的注释，异议较多。持实在阳明论者，如方有执云："本来实者，旧有宿食也。"张隐庵云："大实痛者，乃腐秽有余而不能去。"这是一种具有代表性的、传统的观点，为大多注家及教科书所赞同。另一种观点是实在太阴，程郊倩就指出："阴实而非阳实。"许宏更直言："乃脾实也。"李克绍先生更是明

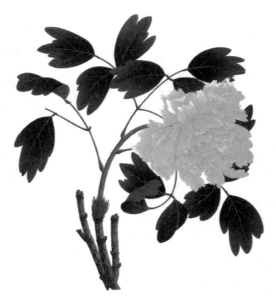

◎牡丹

确指出："胃家实是胃肠中有宿食粪便留滞，脾家实是胃肠外之膜的脉络气血壅滞，二者显然有别。"所以，本条的腹满腹痛，病灶在肠胃之外，不在肠胃之内，是脾实而不是胃实。

以上两种观点歧义的本身并不重要，重要的是通过这种争论，反映出品读《伤寒论》存在的具有普遍性的问题，即分析思维的僵化和教条。其实，"大实痛"若不与"加大黄"联系起来，也不易得出实在阳明（即胃家实）的结论。可知，问题的焦点就在于对大黄药用的认识思维上。众所周知，大黄是泻下通便要药，如承气汤类方。所以，人们的习惯性思维就限定在这一点上，只要见到大黄，就必然是泻下通便，这种形而上学的思维方式，导致了很多问题的曲解。其实，大黄一药，既走肠胃，又入血分，亦属活血逐瘀之要药。《神农本草经》载大黄功用，首要是"下瘀血"，然后才是"荡涤肠胃"，说明古代对大黄认识是全面的。仲景用大黄除承气汤类方泻下通便外，尚有专治蓄血证的桃核承气汤、抵当汤、抵当丸诸方，包括《金匮要略》的下瘀血汤、大黄牡丹皮汤、大黄甘遂汤等方，均是祛瘀滞，通血络。以上分析说明，正确的结论，首先源于正确的思维，所谓正确的思维，就是善于运用唯物辩证法的观点去分析、认识问题。

对于这个问题，李克绍先生在《伤寒解惑论》中进行了深入的剖析，尤其对于大实痛究竟是脾实还是胃实的问题的分析尤能令人信服。云：胃为阳明之腑，脾为太阴之脏。胃，如前所说，系指整个消化道而言。脾，如《素问·太阴阳明论》所说，"脾与胃以膜相连耳"，系指连于胃肠而能"为之行其津液"的膜。因此，胃家实是胃肠中有宿食、粪便留滞，脾家实是胃肠外之膜的脉络气血壅滞，二者显然有别。本条的腹满、腹痛，究竟是肠内的事，还是肠外的事？要解决这个问题，首先要看腹满腹痛是在什么情况下促成的。论中明明说："本太阳病，医反下之，因而腹满时痛。""因而"是什么意思呢？是因"医反下之"。可知未下之前，并没有腹满腹痛。那么，之所以腹满腹痛，显然是由于下后外邪内陷所促成的。外邪内陷，只能使气血壅滞，绝不会陷入肠胃而变成腐秽和硬便。所以本条的腹满腹痛，病灶在肠胃之外，不在肠胃之内，是脾实而不是胃实，是毫无疑问的。正如原文指出的那样"属太阴也"。

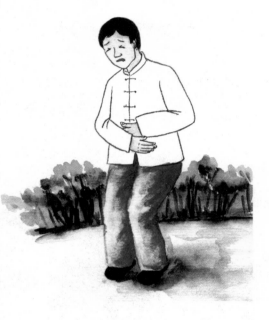

邪陷属胃肠以外的脉络之间，使气血壅滞所致成的腹满腹痛，也有轻重之分。轻的"寒气客于肠胃之间，膜原之下，血不得散，小络引急，故痛。按之则血气散，故按之痛止"。重的"寒气客于经脉（不是小络）之中，与炅气相薄则脉满，满则痛而不可按也。寒气稽留，炅气从上，则脉充大而血气乱（即充血肿胀），故痛甚不可按也"（见《素问·举痛论》）。痛不可按，就是大实痛。可见大实痛不一定是肠中有腐秽宿食，邪气客于肠外的经脉，与炅气相薄，同样可以出现。

【原文】

太阴为病，脉弱，其人续自便利，设当行大黄芍药者，宜减之。（157）

【译解】

本条指出用药的注意点：胃气弱的患者，用苦寒药时要适当减量。本条不仅适用于大黄、芍药之苦寒药，而且也适用于黄芩、黄连、黄柏等其他苦寒药，有其普遍意义。

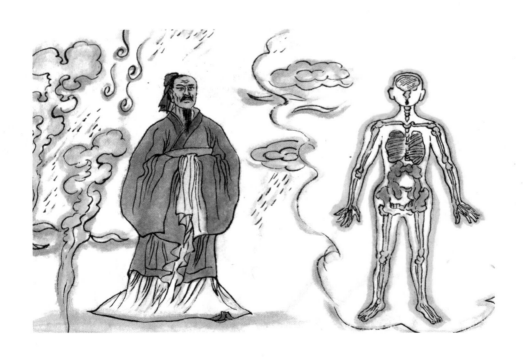

辨少阴病脉证并治

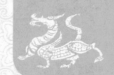

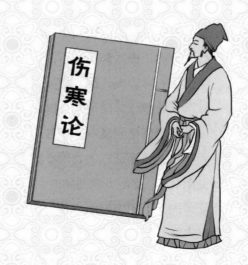

【题解】

少阴病是外感病发展过程中的危重阶段。病至少阴，机体抗病能力明显下降，心肾、阴阳、气血、水火俱虚，临床出现以脉微细，但欲寐等，则称为少阴病。少阴病位在里，其病变性质多属阴、属虚，以全身虚衰为主要特征。

少阴，即阴气较少，《内经》又称之为一阴和小阴。少阴概括手足少阴二经和心肾两脏，生理上心主血脉，又主神明，为君主之官，内寄少阴君火，对人体生理活动起着统领作用；肾主藏精，内藏元阴元阳，是五脏六腑阴阳之气的根本。病至少阴，涉及人体阴阳之根本。气化学说认为，少阴本火标阴，本标异气，故既可出现阳虚阴寒内盛之少阴寒化证，亦可出现阴虚火旺之少阴热化证，病人常常呈现全身机能衰退的状态。

少阴病的成因：其一因心肾不足，或年高体弱，外邪侵袭，病邪直中少阴，形成少阴病；其二为太阳之邪传入少阴，因太阳和少阴相表里，二者经脉相连，脏腑相关，太阳有病，少阴不足，内传少阴，即所谓"实则太阳，虚则少阴"；其三太阴与少阴为母子关系，当太阴病脾虚进一步发展，每易子病及母，而转属少阴。

少阴病的分类，根据病性的不同，可分为寒化证、热化证两大类。寒化证的病机是心肾阳虚，阴寒内盛，因而有畏寒蜷卧、手足厥冷、下利清谷、脉沉、脉微、脉微欲绝等脉证，治宜回阳救逆，方用四逆汤。少阴寒化证尚有阴盛格阳证或阴盛戴阳证，分别治宜通脉四逆汤或白通汤；对于阳虚寒湿身痛证，治宜附子汤温经驱寒除湿；阳虚水泛证，治宜真武汤温阳利水；肾阳下利便脓血，滑脱不禁证，治宜桃花汤温肠固涩。少阴热化证多因素体阴虚阳亢，外邪从阳化热或热邪直中少阴所致，其病机为阴虚火旺，临床多见心烦不得卧的症状，治宜育阴清热，交通心肾，方用黄连阿胶汤；阴虚水热互结证，治宜猪苓汤育阴清热利水；若少阴真阴亏虚兼里实者，治宜大承气汤急下存阴。

【原文】

少阴之为病，脉微细，但欲寐①也。（158）

【注释】

①但欲寐：似睡非睡，呼之略振，须臾又睡。形容病人精神萎靡不振的状态。

【译解】

　　本条叙证虽简，但足以反映出少阴病的病变特征。病至少阴，人体阳气虚衰，阴液也不足，由于阳虚不能鼓动血脉，故脉微。阴血亏虚不能充盈脉道，故脉细。"但欲寐"是似睡非睡、精神萎靡不振的状态，是由于阳气不足不能温养心神、阴液不足不能濡养心神所致。所以从提纲条文不仅说明了少阴病有寒化和热化两类证候，而且反映出少阴病以寒化证为主这一问题。"脉微细，但欲寐"寥寥6个字，高度概括了少阴病的特点，揭示了疾病的本质。

　　本条脉微与脉细分述，微为阳虚，细为血少。从脉象上讲，微含有细。微细并提，则以脉微为主。王叔和《脉经》有"微脉极细软，或欲绝，若有若无。""细脉，小大于微，常有，但细耳"的论述。

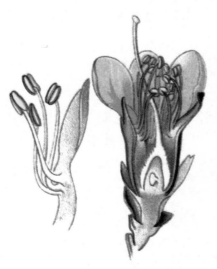

◎桃花

　　但欲寐，并不是真的能够入睡，而是指病人精神萎靡不振，呈现出似睡非睡的状态，是人体阳气阴津不足的表现。临床上本证与邪去神恬的嗜卧静养以待阳气来复或高热神昏的嗜卧均不相同。

【原文】

　　少阴病，欲吐不吐①，心烦，但欲寐，五六日，自利而渴者，属少阴也，虚故引水自救。若小便色白②者，少阴病形悉具。小便白者，以

下焦③虚有寒，不能制水，故令色白也。（159）

【注释】

①欲吐不吐：指病人要吐而又吐不出。②小便色白：指小便色清不黄。③下焦：指肾脏。

【译解】

少阴病欲吐不吐，是下焦阳衰，寒邪上逆所致，但因胃中无物，故欲吐不吐。阴藏于下，虚阳上扰，神气不振，故心烦、但欲寐。本证心烦，因有下利、脉微细等下焦虚寒见证，且但欲寐和心烦并见，是属虚寒，而非邪热内扰。正如周禹载所说："此皆阴邪上逆，经气遏抑，无可奈何之象。"

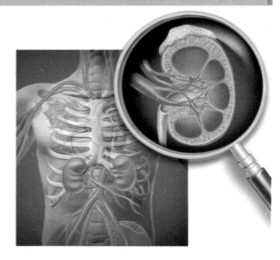

故与阳明胃实心烦及栀子豉汤证之虚烦显然不同。自利而渴，亦属少阴阳虚现象，此种口渴，不是阳热有余，消烁津液，而是真阳不足，不能蒸化津液上承，其渴必喜热饮，且饮量亦必不多，所谓虚故饮水自救也。舒驰远解释本条少阴病口渴的病机，可谓切中肯綮，"舌下……津液涌出，然必借肾中之真阳为之蒸腾，乃足以上供，若寒邪侵到少阴，则真阳受困，津液不得上潮，故口渴，与三阳经之邪热烁于津液者，大相反也"。第154条："自利不渴者属太阴"，本条"自利而渴者属少阴"，可见下利一证是太少二阴所同，其辨证要点在于口渴与否。太阴寒湿，自利不渴；少阴阳虚，不能蒸化津液，自利而渴。所以成无己说："自利不渴者，寒在中焦属太阴；自利而渴，为寒在下焦，属少阴。"但与阳经实热的口渴下利，又必须做出区别。大凡阳证下利，小便短赤，利必臭秽，肛门灼热，苔必黄垢，且必伴有身热脉数等症；而少阴下利口渴，小便清长色白，利必清稀溏薄或完谷不化，舌苔必白润，并有恶寒脉微等症。"小便色白"是本证辨证的眼目，自利、口渴可属热证，但必然是小便黄赤，今小便清白，则是下焦虚寒之证无疑。陈修园说："小便色白者，白为阴寒，少阴阴寒之病形悉具，此确切不移之诊法也。原其小便之所以色白者，以下焦虚而有寒，全失上焦君火之热化，不能制水，故令色白。"曹颖甫对小便色白问题亦颇重视，他说："至下焦虚寒，不能制阴寒之水，则肾阳已绝，故不受阳热蒸化而小便反白，固知久病而小便色白者，皆危证也。"林澜则从阴阳两虚解释了病机，可资参考。

【原文】

病人脉阴阳俱紧，反汗出者，亡阳也，此属少阴，法当咽痛，而复吐利。（160）

【译解】

脉阴阳俱紧，而反汗出，为阴寒内据，孤阳外越而不归根之象。然太阳伤寒亦脉阴阳俱紧，但为浮而紧，少阴病脉阴阳俱紧是沉而紧，而且前者无汗，后者有汗，判然有别。里寒内聚则吐利，浮阳上越则咽痛，所谓"法当"，此言少阴亡阳之变的必备症状。本证咽痛，为阴极似阳之证，大多不红不肿，和实证咽痛不同。少阴病既吐且利，阴寒已盛，再见汗出，亡阳之变，即在顷刻，当急回阳固脱。

尤在泾从太阳与少阴互为表里，阐释本条病症得之从太阳飞渡少阴，颇有道理。临床每见年老阳虚之体，一旦患伤寒者，最易速传少阴，其来势急，其证必险笃，辄有亡阳之变。若吐利而汗出者，真阳危亡，即在顷刻。故本条说"反汗出"，一"反"字，点明证属逆候，临证时不可不提高警

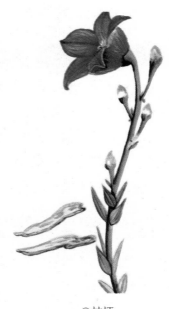

◎桔梗

惕。朱肱曾列补救之法，如"汗出者藁本粉傅之；咽痛，甘草汤、桔梗汤"等。值此危亡之际，这些方法恐难应急，需急投白通、通脉四逆汤之类，以救垂亡之阳气，方为治本之法。李荫岚有谓"若见下利咽痛，白通甘桔合剂治之"，亦可资参考。张隐庵注可提示本条的亡阳为主，但不能除外阴阳两虚。

【原文】

少阴病，咳而下利，谵语者，被火气劫故也。小便必难，以强责少阴汗也。（161）

【译解】

少阴病，症见咳嗽、腹泻，如果出现谵语的，这是用火治法强迫发汗所导致的变证。病人小便一定难以解出，急与茯苓四逆汤进行治疗。

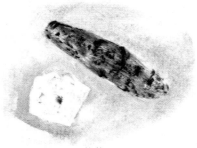

◎茯苓

【原文】

少阴病，脉细沉数。病为在里，不可发汗。（162）

【译解】

"少阴病，脉细沉数"，脉细是因血少成细束，为血虚之象；脉沉为气陷于里，此为陷于少阴；脉数非热即虚，此当为虚。因此，少阴病而出现脉细沉数，就是"病为在里"，就是里虚。发汗这种治疗方法，只能在表证使用，凡是里证，病邪一旦进入体内，都"不可发汗"，因为进入体内的病邪，发汗无法排出，反而会因为津液丧失而致更虚，甚至酿成坏病。

【原文】

少阴病，脉微，不可发汗，亡阳故也。阳已虚，尺脉弱涩者，复不可下之。（163）

【译解】

少阴病，脉象微，为阳气虚弱，所以不能发汗。如果阳气已虚，又见尺脉弱涩的，是阴血亦亏，不仅不能发汗，也不能泻下。对于这样的常识，仲景再三指示，从中可见其救世之心。

【原文】

少阴病，脉紧，至七八日，自下利。脉暴微，手足反温，脉紧反去者，为欲解也。虽烦，下利，必自愈。（164）

【译解】

少阴病，脉象紧，到了七八天，出现腹泻，脉象忽然由紧转微弱，手足反而变温暖的，这是阳复阴去、疾病将要解除的征象。此时虽然出现心烦、腹泻，势必会自行恢复。

【原文】

少阴病，下利，若利自止，恶寒而蜷卧①，手足温者，可治。（165）

【注释】

①蜷卧：形容身体蜷曲的卧眠姿势。

【译解】

少阴病下利，多为肾阳虚衰，火不暖土所致。阴寒内盛，阳虚不能温煦机体，故恶寒而蜷卧，正如钱天来所说"大凡热者偃卧而手足弛散，寒则蜷卧而手足敛缩"。这是通过增减体表和外界的接触面积来调控散热多少的机体正常反应。少阴病，下利，恶寒而蜷卧，为阳虚阴寒内盛的表现。今利止，临床有两种可能：一为阳亡阴竭，无物可下之危重证候，此证利虽止，但四肢厥冷依旧，病情毫无改善。一为阳气渐复，阴寒渐去，临证当见手足转温，即为阳气恢复的表现。本证利自止为阳气恢复阴邪消退的结果。正如《素问·通评虚实论》所述"从则生，逆则死。所谓从者，手足温也；所谓逆者，手足寒也"。本条利止而手足温，为阳气来复，阴邪消退之佳象，虽恶寒而蜷卧，但预后较好。故云"可治"。临证可选用扶阳抑阴之剂如四逆汤或通脉四逆汤积极治疗，万不可坐以待愈，贻误治疗时机。

【原文】

少阴病，恶寒而蜷，时自烦，欲去衣被者，可治。（166）

【译解】

少阴阳衰阴盛，阳气失于温煦，故恶寒蜷卧，喜得衣被，但多静而不烦，为阳虚太甚，无力和阴寒邪气相争之故。今病人时时自烦，欲去衣被则说明阳气来复，尚能与阴寒之邪相争，这是阳气渐复的佳兆，故说"可治"。即可以用回阳救逆之剂协助阳气恢复。本条时自烦，欲去衣被者，为病人由恶蜷卧转为烦热，烦热故欲去衣被，临证当见手足转温等阳气来复之证，如此，则为阳气来复之象。若时自烦，欲去衣而手足厥逆，脉微欲绝，则多为虚阳外越而躁动不安，临证当详加区别。

【原文】

少阴中风，脉阳微阴浮者，为欲愈。（167）

【译解】

本条之"阴""阳"，指尺脉和寸脉。少阴中风，指风寒直中少阴，少阴阴气少，正气弱，其病多为正气不足，故脉多沉紧无力而尺弱。今见寸脉微而尺脉浮者，寸脉微表示邪气已微，尺脉浮表示少阴阳气来复，病属正复邪少。故仲景说"为欲愈"。本条和第151条太阴中风，论述相似，含义也相似。

【原文】

少阴病欲解时，从子至寅上[①]。（168）

【注释】

①从子至寅上：子至寅，指子、丑、寅 3 个时辰。从子至寅上，指 23 时到次日 5 时前的 6 个小时。

【译解】

从子时至寅时，为自然界阴气已衰，阳气由生而长之时，而少阴病是以心肾虚衰为主的全身虚衰证候。但阳衰者多，阴虚者少。若少阴心肾阳衰，阴寒内盛，正气渐复，又得自然界阳气之助，则有利于阳气的恢复。少阴阳气恢复，则有利于驱邪外出，临证当抓住这一有利时机，积极治疗，且不能坐以待愈，贻误治疗时机。

【原文】

少阴病，吐利，手足不逆冷，反发热者，不死。脉不至者，灸少阴①七壮②。（169）

【注释】

①灸少阴：指灸少阴经脉的穴位。②七壮：每艾灸一炷为一壮。七壮就是灸 7 个艾炷。

【译解】

本证是少阴阴盛里寒证，若得阳气回复，阴寒渐退者可生，脉不至者可灸。尤说平允可从。此条"手足不逆冷，反发热"与第 164、165 条"手足反温者"同义，均属阳气回复之象。

少阴病因骤然吐利，亢

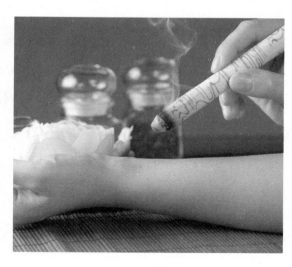

气暴虚，阴阳气不相顺接，致脉乍不至者，须用灸法以急救回阳，再用温药治之，程氏、魏氏之说甚是。根据程氏、魏氏之说，说明本证并非只能用灸治而不可用药物治疗，这是当该明了的。因为本证毕竟是阴盛阳衰之重证，论云"不死"，是言可治，非不治自愈。主要说明本病所现的证候，根据疾病的自然转机来看，有好转的趋势，若除用灸法治疗外，更服回阳之汤药，对帮助阳气早复，促使疾病早愈，更有积极作用。

陶氏以好酒姜各半盏，用治骤中阴寒，或骤然吐泻的无脉，可以用做临床参考。程氏认为脉不至并非全属死证，并批评了那种"以其脉不至而委弃之"的医疗作风。提示我们在临床上，若遇脉不至者，应发扬人道主义精神尽力抢救，绝不可放弃治疗而待其死亡。

【原文】

少阴病，八九日，一身手足热者，以热在膀胱，必便血也。（170）

【译解】

原文所言少阴病，可以是寒化证，也可以是热化证；八九日是说其病程较长；一身手足尽热，示人原来没有热，或者没有一身尽热；膀胱为太阳之腑，膀胱之热循经外达，故热在膀胱；由于热伤血络，迫血妄行，故见便血，此可能为尿血。

【原文】

少阴病，但厥，无汗，而强发之，必动其血。未知从何道出，或从口鼻，或从目出者，是名下厥上竭，为难治。（171）

【译解】

少阴病，仅见四肢厥冷和无汗，却强行发汗，势必伤经动血而引起出血，其出血部位难以预测，有的从鼻出，有的从眼睛出，这就叫作下厥上竭，是难治之证。

【原文】

少阴病，恶寒，身蜷而利，手足逆冷者，不治。（172）

【译解】

少阴病里阴寒虚证，怕冷身体蜷卧，腹泻，手足冰冷的，这是阳气下脱的缘故，预后不良。虽说不治，但尤可用四逆辈进行救治，以期能出现奇迹。

【原文】

少阴病，吐，利，躁烦，四逆者，死。（173）

【译解】

本证是因为没有早用温中之法，使病情加重，转属死证。张氏认为是曾用过温中诸汤不愈，更加躁烦，而转属死证。我们认为，临床上由于早期失于温中或已用温中之法无效、病情逐渐加重变为危候的情况，都不能排除。若能掌握治疗时机，一见

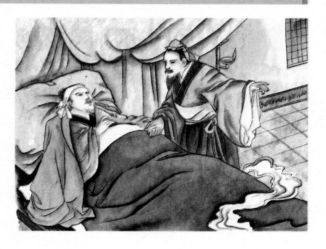

阴盛阳虚之证，及时使用温阳之法，防微杜渐，是有积极意义的。本证已至少阴吐利躁烦四逆之阴寒极盛，阳气衰微阶段，预后都是危险的。临证判断预后，不必拘泥于是否已用温中，当以脉证为凭。

【原文】

少阴病，下利止而头眩，时时自冒①者死。（174）

【注释】

①自冒：冒，如以物蔽首之状。这里指眼发昏黑、目无所见的昏晕。

【译解】

少阴病虚寒下利，若下利自止，临证有两种情况，一为少阴阳气来复，阴寒消退，疾病向愈之征象，临证必伴有手足温等阳气来复之证。一为阴液枯竭，无物可下之候，即为阴竭于下故下利停止。今病人伴"头眩，时时自冒"之证，乃为阴液下竭，阳气上脱，阴阳有离绝之势，故断为死证。

【原文】

少阴病，四逆恶寒而身蜷，脉不至，不烦而躁者，死。（175）

【译解】

本条主要根据烦与躁来判断预后，少阴病，四肢逆冷，恶寒而身蜷，是阴寒极盛，阳气极衰的征象。"脉不至"即脉搏摸不到，较之脉微欲绝更为严重，为真阳极衰，无力鼓动血脉运行之故。若烦者，虚阳尚能与邪抗争，不烦而躁者，虚阳脱矣，阳绝神亡，故见肢体躁动不宁，危重已极，故断为死候。仲景指出不烦而躁，隐含烦和躁是不同的。但是仲景有时烦躁并提，又不加区别，要根据条文的病机理解是偏于烦还是偏于躁。

【原文】

少阴病，六七日，息高①者，死。（176）

【注释】

①息高：息，指呼吸，高指吸气不能下达。息高指呼吸表浅、不能下达胸腹的症状，是肾不纳气的表现。

【译解】

少阴病发展到六七天的时候，出现呼吸表浅，气息浮游于上，不能下达于胸腹，呈呼气多，吸气少的状态。肺主呼气，肾主纳气，若肾气虚衰，失于摄纳，气不能归纳于根，故可见呼吸表浅，呼多吸少。本证为肾气绝于下，肺气脱于上，上下离绝的现象，所以断为死证。

【原文】

少阴病，脉微细沉，但欲卧，汗出不烦，自欲吐，至五六日，自利，复烦躁，不得卧寐者，死。（177）

【译解】

脉微细沉，但欲卧，自欲吐，是少阴病虚寒证的一般表现。第148条有"阴不得有汗"之论，今汗出不烦，是为阳气外亡而无力与阴邪相争，此时一线残阳，已达欲绝阶段。当此之机，以大辛大热之剂急回少阴之阳，尚恐不及，更何况迁延五六日之久，以致阳气愈虚，阴寒之邪愈盛，从而出现自利、烦躁、不得卧寐之候，说明病情渐次恶化。阴盛而阳脱于下，不能固摄则利，阳虚极而不能入于阴，孤阳扰于上则烦躁不得卧寐。此为阴盛阳脱，阴阳离决，故主死。本证始时病人"但欲卧"为阴盛阳虚，神衰不振，尚未至阳气外亡之时，五六日后，烦躁不得卧寐，

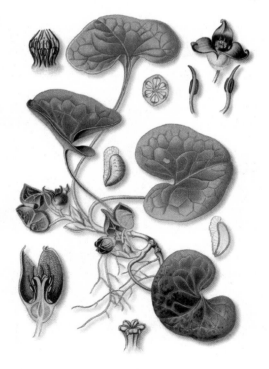

◎细辛

乃阴盛阳脱，阴阳离绝之危候。条文暗含本证于五六日之前未用急温之法救治，迁延数日，终致病情恶化，阴阳离绝。

【原文】

少阴病，始得之，反发热，脉沉者，麻黄细辛附子汤主之。（178）

麻黄细辛附子汤方

麻黄二两（去节）　细辛二两　附子一枚（炮，去皮，破八片）。

上三味，以水一斗，先煮麻黄，减二升，去上沫，内药，煮取三升，去滓，温服一升，日三服。

【译解】

本条讲少阴病兼表症的治法。少阴病虚寒证本不发热，今始得病即见发热，所以称为反发热。一般来讲，发热为太阳表证，但太阳病应当脉浮，现在却是脉沉，沉脉为少阴里虚，脉证合参，是少阴兼太阳表证，亦即后世所谓少阴与太阳两感证，主治宜用麻黄细辛附子汤。此为两经兼病，虽有少阴里虚脉候，但尚未至下利清谷、四肢厥冷的程度，所以用温阳发汗，表里同治。如果下利肢厥，则里证为急，治当先温其里，本方即不可用。

【原文】

少阴病，得之二三日，麻黄附子甘草汤微发汗。以二三日无证，故微发汗也。（179）

【译解】

本条是第178条的补充，属于一常一变的对应条文，故两条必须联系读之，应该具备"反发热，脉沉者"。"微发汗"之"微"是重点，"二三日无证"是难点。

所谓的"二三日无证"，《金匮玉函经》作"无里证"，可从，否则很难讲得通。"二三日无里证"，属于排除性鉴别诊断法，也是仲景擅长运用的辨证方法。如第181条的"口中和"亦属于此。"无里证"应该指无下利清谷、手足厥逆等里虚寒证。以此证明"反发热"，绝非虚阳外浮，而属卫阳郁闭。只有如此，才可放心大胆地运用麻黄细辛附子汤。

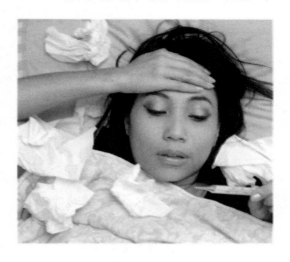

"微发汗"，意在指明治疗要点。所谓"微发汗"，显然针对"二三日"和"无里证"而言。提示一是感邪时间短，一是无厥逆下利虚寒证。当然，麻黄附子甘草汤的微发汗是相对而言的，不能以此认定麻黄细辛附子汤就是大发汗。联系到发汗，仲景明言"不可令如水流漓"，何况是少阴病之汗。阳气本虚，一旦大汗，亡阳之变，在所难免。

总而言之，第178、179两条，以病与症相对、脉与症相对的方式，从变法辨证思维的角度，阐发了少阴表证辨证与治疗的要点，颇具启发意义。

【原文】

少阴病，得之二三日以上，心中烦，不得卧，黄连阿胶汤主之。（180）

【译解】

本条属于少阴热化证的代表证。重点当然是"心中烦，不得卧"。"得之二三日以上"，具有辨证意义。

所谓"心中烦，不得卧"，即心烦失眠。"二三日以上"，又未经过误治，即出现心烦失眠这样的里证，说明发病具有体质性因素，即素体少阴阴虚，感邪之后，从阳化热，阴虚火旺，形成少阴热化证。少阴属心肾，心属火，肾属水。肾水亏虚，不能上济心火，心火独亢于上，心肾不交，水火不济，则心中烦，不得卧。尤在泾的注解较为精当："少阴之热，有以阳经传入者，有自受寒邪，久而变热者，曰二三日以上，谓自二三日至五六日，或八九日，寒极而变热也。至心中烦不得卧，则热气内动，尽入血中，而诸阴蒙其害矣。"

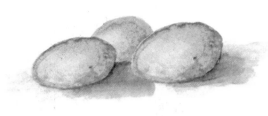

◎鸡子

黄连阿胶汤是一个较为特殊的方子，特殊之处就在于，全方共有5味药，竟有两味血肉有情之品，即阿胶与鸡子黄，可知其滋养阴血之力较大。阿胶、白芍、鸡子黄，滋补阴血，以治下虚；黄芩、黄连，清泻心火，以治上实。全方配伍共奏清上滋下、扶正祛邪、交通心肾之功，为治少阴热化证之主方。

黄连阿胶汤临床应用不仅限于心肾不交的心烦失眠证，临床多治精神方面病变及其血证。前者如阴虚火旺失眠、高热昏迷、躁狂症、甲状腺功能亢进、室性早搏、心律失常，神经衰弱梦遗、早泄、阳痿、萎缩性胃炎、慢性溃疡性口腔炎、顽固性失音。后者如温毒下痢脓血、支气管扩张出血、肺结核大咯血、肠伤寒出血、眼珠出血症以及阴虚火旺所致之咳血、咯血、齿衄、尿血、子宫功能性出血。临证辨证要点有二：一是少阴阴先亏，感邪从热化，心火亢于上，故其热为阴血亏虚，邪热扰乱，在辨证上要注意邪扰血分的情况，往往出现心神不宁和血证；二是从症状上看，心烦不得眠，常以夜间为甚，伴见口干咽燥、舌红少苔、脉象细数等阴虚火炽之象。

黄连阿胶汤之"心烦不得卧"，有别于栀子豉汤证的"虚烦不得眠"。栀子豉汤证为余热未尽，扰于胸膈，舌苔多淡黄微腻；本证则为阴虚火旺，心肾不交，舌苔多红赤少苔。前者治以清宣郁热，此则主以滋阴清热。

【原文】

少阴病，得之一二日，口中和，其背恶寒者。（181）

【译解】

本条属于附子汤证，主旨是讲辨证，辨证的着眼点是"背恶寒"，辨证的鉴别点是"口中和"。尤其是"口中和"，《伤寒论》中只有两处，却极具辨证意义。

附子汤证属于少阴寒化证，病机为寒湿内盛，留驻筋骨关节肌肉，是以

"身体痛""骨节痛"为主症的疾病。所谓"口中和",就是口中不燥、不苦、不渴,意在排除三阳病。

【原文】

少阴病,身体痛,手足寒,骨节痛,脉沉者,附子汤主之。(182)

【译解】

本条与第181条属于同一方证,一变一常,相对而设。但与仲景的诸如第38、39条大青龙汤证,第40、41条小青龙汤证,以及上面讨论的第178、179条的少阴表证等常变对应又有所区别。不同之处在于,以上诸证是先讲常后讲变,而第181、182条的附子汤证是先讲变后讲常。无论是先常后变,还是先变后常,目的都是知常达变。

第181条的主旨是讲辨证,第182条的主旨是讲证治。因此主要脉症是"身体痛,手足寒,骨节痛,脉沉"。其中脉与证具有相对性的辨证思维,为什么会有这种相对呢?因为第35条太阳伤寒证具有"身痛、腰痛、骨节疼痛"诸症,与附子汤证极为相似。如此前后呼应,表里相异,必须辨别清楚。"脉沉"即是辨证之眼目所在,脉浮主表,脉沉主里,少阴阳气虚衰,脉必沉微。寒湿留驻筋脉骨节肌肉,故脉沉与肢节疼痛并见。

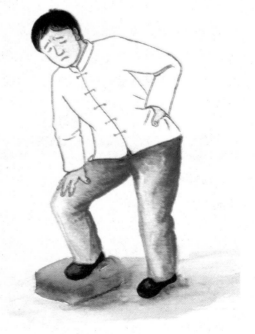

附子汤临床主要用于治疗阳气不振或寒湿凝滞诸证,如风湿、类风湿关节炎,肾阳虚的尿闭、多尿、遗尿,心阳不振之心悸,心功能不全之怔忡,冠心病之背恶寒,脾肾阳虚之水肿,以及胃下垂,内耳眩晕症,舌血管神经性水肿,阳虚寒盛的子宫下垂,妊娠腹部冷痛,滑精等症。

【原文】

下利便脓血者，桃花汤主之。（183）

【译解】

"便脓血"是本证的重点，同时也是特点之所在。因为少阴病寒化证的下利，诸如四逆汤证、白通汤证等，虽然也以下利为主症，但不具备"便脓血"症状。

按辨证之常法，"便脓血"应该属于热证，因为热迫血行，容易出现脓血便。但是，仲景却在少阴病篇列出虚寒性的"便脓血"证，明显属于"达变"之举。本证"便脓血"是因阳虚湿瘀滞小肠，损伤肠络而致。故脓血的特点为腥而不臭，白多红少，甚者纯下白冻。应当伴有腹痛绵绵、喜暖喜按、舌淡苔白、脉象沉弱等。

桃花汤证也是两条对应，第184条云"少阴病，二三日至四五日，腹痛，小便不利，下利不止，便脓血者，桃花汤主之。"显然第183条简要讲常，第184条主在述变，即进一步补充桃花汤证的辨证。主要从3个部分补充之：一是发病时间，即"二三日至四五日"，说明自发的少阴便脓血证，需要一定的时间；二是补充了其他症状，即"腹痛，小便不利"，腹痛是寒凝脾络，小便不利是气化失常；三是补充了便脓血的特点，即"下利不止"，应该属于滑脱。

【原文】

少阴病，二三日至四五日，腹痛，小便不利，下利不止，便脓血者，桃花汤主之。（184）

【译解】

本条是对第183条桃花汤证的补充，均属虚寒滑脱，下利便脓血的证治。少阴病，二三日至四五日，则寒邪入里更深，虚寒更甚，阳虚寒凝，则腹痛，脾肾阳衰，失于温化，统摄无权，故下利不止，利多津液损伤，则小便不利，脾肾阳衰，寒湿内郁，肠间脉络损伤，则大便脓血。因证属脾肾阳衰，滑脱不禁，故仍治以桃花汤温涩固脱。本条和第183条相比较，第183条所述为少阴起病即可见下利便脓血者，而本条所述少阴病发展到二三日至四五日不解，邪气深入，亦可见便脓血者，病程不同，

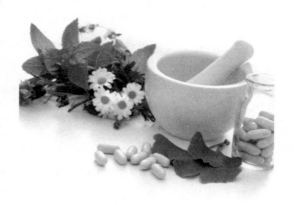

但病机是一致的。临床上桃花汤主要用于虚寒性便脓血者，对于慢性痢疾、慢性结肠炎等均有一定的疗效。临证用药当注意加减，对于实邪未尽者，则当禁用，因收涩之剂可闭门留寇。

【原文】

少阴病，下利便脓血者，可刺①。（185）

【注释】

①可刺：可以用针刺的方法。

【译解】

本条承接第183条和第184条而来，意在论述虚寒下利便脓血证除了内服药物治疗外，还可用针刺的方法治疗。针刺有泄邪与固摄之双重作用，临床上针药结合使用，则疗效更好。但仲景未说明针刺的具体穴位，以致后世医家对本证的寒热属性多有争论。有认为本证属实热者，也有说本证为虚寒者，但条文以"少阴病"冠首，故下利便脓血，当属虚寒者为是。至于临证选用何穴，当辨证选穴，依法施术。

【原文】

少阴病，吐利，手足逆冷，烦躁欲死者，吴茱萸汤主之。（186）

【译解】

本条是讨论胃虚肝逆吐利四逆的症状及治疗。吴茱萸汤所主治的病症，都是以呕吐为主症的，下利、手足逆冷不是必具的症状，故丹波元简曰"皆以呕吐逆气为主"。从三症的病理机制来分析，都是中虚肝逆，浊阴上犯所致。所以本条的下利是由于寒邪犯胃、中土受伤所致；手足逆冷是因肝胃不和，浊阴干扰，阳气被郁不能温于手足；烦躁欲死是阴寒内盛，阳气与之内争，故使人难以忍受。这些症状都是因呕吐太甚而造成的，都没有阴盛阳虚证严重，故柯氏云"此之手足，是指手足掌而言，四肢元阳犹在"。本证既是胃虚肝逆、浊阴上犯所致，所以用吴茱萸汤温胃化浊，降逆止呕。本证与四逆汤证的主要区别是：四逆汤是脾肾阳虚，病在下焦，以下利厥冷为主症，且病情严重；而本证是阴盛阳郁，浊气上逆，病在中焦，以呕吐为主，其病情没有上者严重。同时，本证与第173条"吐，利，躁烦，四逆者，死"的症状好像是相同，但实质上是不同的。尤氏、成氏都认为阳与阴争是本条烦躁的病机，阴极阳绝是第173条躁烦的病机。故尤氏说："彼为阴极而阳欲绝，此为阴盛而阳来争。"其注明晰妥帖，足资参考。从临床实践来看，凡是阴极阳绝之躁烦证，多是先烦躁而后四逆。因阳气已绝，故并有下利清谷、恶寒蜷卧，脉微欲绝等危象，恐难救治，故为死证。而因阴寒过甚，阳气与之内争之烦症，多是先吐利逆冷而后烦躁，一般没有身蜷卧、脉微欲绝，虽有下利四逆，但也不严重，故以吴茱萸汤治之，可获效。

此外，本证的下利应与真武汤证、白通汤证相鉴别。白通汤证的下利是由于阴盛格阳所致，故下利脉微，其病严重，治应通阳破阴；真武汤证的下利是因阳虚水停而致，故下利而小便不利，治以温阳散水；本证下利是阴盛寒邪伤脾所致，故下利而呕吐为主，治宜温中化浊，降逆止呕。

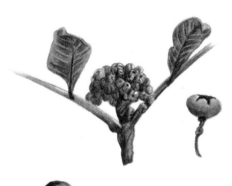

◎ 吴茱萸

【原文】

少阴病，下利，咽痛，胸满，心烦，猪肤汤主之。（187）

猪肤汤方

猪肤一斤。

上一味，以水一斗，煮取五升，去滓，加白蜜一升，白粉五合，熬香，和令相得，温分六服。

【译解】

下利伤阴，阴虚生热，虚热循经上扰，经气不利，猪肤汤滋阴润肺，清热利咽。

【原文】

少阴病二三日，咽痛者，可与甘草汤。不瘥，与桔梗汤。（188）

甘草汤方

甘草二两。

上一味，以水三升，煮取一升半，去滓，温服七合，日二服。

桔梗汤方

桔梗一两、甘草二两。

上二味，以水三升，煮取一升，去滓，分温再服。

【译解】

邪热客于咽喉，予甘草汤清热解毒，缓急止痛。若邪热不去，咽喉不利，病情较甘草汤为重，用桔梗汤宣肺散结，利咽止痛。

【原文】

少阴病，咽中伤，生疮①，不能语言，声不出者，苦酒②汤主之。（189）

苦酒汤方

半夏（洗，破，如枣核大）十四枚　鸡子一枚（去黄，内上苦酒，着鸡子壳中）。

上二味，内半夏，着苦酒中，以鸡子壳置刀环③中，安火上，令三沸，去滓，少少含咽之④，不瘥，更作三剂。

【注释】

①生疮：指咽喉部溃疡。②苦酒：即醋。③刀环：以前的刀柄一端多有一圆环，可以放置蛋壳，现在可用其他物品代替。④少少含咽之：针对咽喉局部病症的一种服药方法，指频频少量含服。

【译解】

咽喉外伤，痰火内郁，均可进一步发生溃疡。本条所述主要症状是咽喉局部溃烂，言语不利，未反映疾病的寒热属性。但苦酒汤中，半夏化痰散结，鸡子清润燥利咽，苦酒敛疮消肿，全方配伍，起到清热涤痰，敛疮消肿的作用，故本证病机是痰热互结，郁阻咽部。痰热浊邪阻于咽部，使声门不利，局部肿胀疼痛，形成溃疡，不但言语受到影响，而且发声都很困难。苦酒汤的煎服法，半夏洗过以后切成枣核大的小块，14块，取鸡蛋一个去掉蛋黄，而置蛋清、醋、半夏于蛋壳中，将蛋壳放火上，煮三沸，再去掉半夏，而后频频少量含咽，目的在于使药效能持续的作用于咽喉局部。

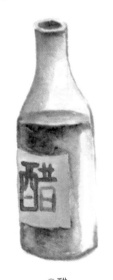

◎醋

【原文】

少阴病，咽中痛，半夏散及汤主之。（190）

半夏散及汤方

半夏（洗）　桂枝（去皮）　甘草（炙）。

上三味，等分①，各别捣筛已，合治之，白饮和，服方寸匕，日三服。若不能散服者，以水一升，煎七沸，内散两方寸匕，更煮三沸，下火令小冷，少少咽之。

【注释】

①等分：等份的意思。

【译解】

本条叙证仍很简单，仅"咽中痛"一证，难以辨其寒热虚实。治用半夏散，方中半夏涤痰开结，桂枝通阳散寒，炙甘草温中健脾，缓急止痛，白饮和服，保存胃气，又防桂枝、半夏之辛燥伤阴，全方配伍，散寒通阳，涤痰开结。因此本证咽中痛的病机是寒客少阴，痰湿阻络。因寒客少阴，痰湿阻于咽喉，故病人必咽喉疼痛较甚，一般不红不肿，同时当有恶寒，痰涎较多，咳吐不利，舌淡苔白等证。服用方法是能咽者用散，不能咽者用汤剂。服时少量含咽，使药物能持久的作用于局部。

【原文】

少阴病，下利，白通汤主之。（191）

白通汤方

葱白四茎　干姜一两　附子一枚（生，去皮，破八片）。

上三味，以水三升，煮取一升，去滓，分温再服。

【译解】

少阴病阴盛戴阳证的病机是阴盛于下，格阳于上，其证候特点为周身虚寒之象而面部独赤。本条只提"下利"一证，

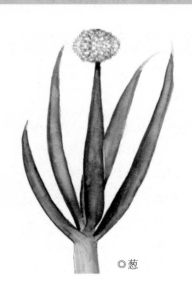

◎葱

未叙述面赤，也未论及戴阳，叙证简略，下利属寒属热无法判断，当和后文第192条与第194条参看。后文194条通脉四逆汤方后加减法有"面色赤者，加葱九茎"，因而推知本证中必有面色赤，根据第192条"下利，脉微者，与白通汤"知本证有脉微一证。故说本证为戴阳证者，乃根据《伤寒论》前后文互参而定，主要区别于格阳证。下利脉微为阴盛于下，面赤为格阳于上，所以称为戴阳证，有别于"身反不恶寒"之格阳证。本证阴盛于下，故下利较重。治宜白通汤破阴回阳，宣通上下。本方即干姜附子汤加葱白，取其急通上下阳气，使被格拒于上的阳气下交于肾，则戴阳可除，下利可止。方中用葱白交通上下的阳气，干姜、附子以换阳气于危亡。

【原文】

少阴病，下利，脉微者，与白通汤。利不止，厥逆无脉①，干呕，烦者，白通加猪胆汁汤主之。服汤，脉暴出者死，微续者生。（192）

白通加猪胆汁汤方

葱白四茎　干姜一两　附子一枚（生，去皮，破八片）　人尿五合　猪胆汁一合。

上五味，以水三升，煮取一升，去滓，内胆汁、人尿，和令相得，分温再服。若无胆亦可用。

【注释】

①无脉：此指脉隐伏不见。

【译解】

本证是已服白通汤而下利仍不止，足见阴盛阳虚的程度相当严重，所以服通阳之剂不能奏效，相反格拒增甚，厥逆无脉，干呕而烦。此并非药不对证，而是阴寒太甚，格阳于上，拒不受药，所以仍主以白通汤，更加入咸寒苦降之猪胆汁、人尿引阳入阴，使热药不致被阴寒所格拒，以冀达到回阳救逆的目的。各家认识基本一致，可资参考。

服药后，可根据脉象的变化推测预后的好坏，尤在泾说："脉暴出者，无根之阳发露不遗，故死；脉微续者，被抑之阳来复有渐，故生。"确为要领之言。徐氏认为脉暴出是药力所迫，待药力尽则气仍绝，亦属经验之谈。

【原文】

少阴病，二三日不已，至四五日，腹痛，小便不利，四肢沉重疼痛，自下利者，此为有水气，其人或咳，或小便利，或下利，或呕者，真武汤主之。（193）

【译解】

《伤寒论》写有两条真武汤证，一条在太阳病篇，从误治的角度，阐发太阳与少阴相表里的整体辨证观，另一条是本条，从自发的角度，阐发肾阳虚水泛证的辨证论治。需要品读的，一是发病的时间，一是小便的问题。

太阳病篇的真武汤证，因为是误治，所以不存在发病时间的问题。而本条属于自发，凡自发性疾病，尤其是慢性病，一般具备两个条件，一是体质因素，如素体阳虚气化不利，二是时间因素，如本条"二三日不已，至四五日"。所以本条的"二三日不已，至四五日"，说明发病时间还是比较长的，这在发病学上是极有辨证意义的，不容忽视。肾阳虚水泛证的症状联系两段条文，主要以小便不利、四肢沉重（水肿）、眩晕、心悸四症为主，均属气化失职，水气浸渍，清阳不升。

本条还提出水气泛滥的四个或然症，反映了水邪为患变动不安的特点。但其中提出了"或小便利"的问题，这与主症中的"小便不利"正相悖异。关于小便，《黄帝内经》讲得很清楚，"气化则能出矣"。肾阳虚气化失职，自然小便不能出，所以"小便不利"是病机之常。可是或然症中又提出"小便利"，显然这是在提示病机之变。"小

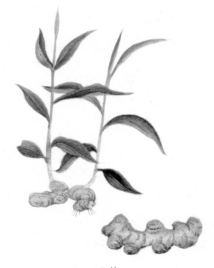

◎姜

便利"非属小便正常，应该是小便失禁。肾阳虚衰，气化失职，则小便不利；若阳虚较重，失于固摄，则小便遗溺（自利）。

《伤寒论》中明确指出"有水气"的还有小青龙汤证。小青龙汤证病因病机是"伤寒表不解，心下有水气"，宿有寒痰水饮，又复感风寒，故以表证与水饮凌肺为主症。与真武汤证相同的是，其也有或然症，同样反映了水气为病流动不居的特点。至于治法，因病位不同，故一宣肺，一温肾，同为水气，治法迥异。

同为少阴寒化证，还有一个相对比较，就是真武汤与附子汤。两方均治少阴寒化证，皆用附、术、苓、芍，药物仅一味之差。所不同处，附子汤附子、白术倍用，并配伍人参，重在补气化湿，真武汤附子、白术半量，更佐生姜，重在温散水气。

【原文】

少阴病……脉微欲绝，身反不恶寒，其人面色赤……通脉四逆汤主之。（194）

【译解】

通脉四逆汤证是少阴寒化重证。所谓重证，一表现在"脉微欲绝"，二体现于阴盛格阳。所以"脉微欲绝"是辨证的重点，"身反不恶寒，其人面色赤"是辨证的难点，"通脉"二字则是品读的要点。

少阴病"脉沉者"，尚须"急温之"，何况"脉微欲绝"。在下利清谷、手足厥逆典型少阴寒化证的基础上，一旦"脉微欲绝"，说明阳虚极其危重，因此属于少阴寒化重证。阳气虚至极点，阴寒盛至极点，就会发生格拒现象，也就是阴盛格阳。阴盛格阳出现的结局就是"里寒外热"，即"身反不恶寒，其人面色赤"。前者为虚阳格于外，后者为虚阳格于上。一方面是下利、厥逆、脉微欲绝的虚寒证，一方面是不恶寒、面色赤的"热"象，一真一假，真寒假热，给辨证论治带来极大的困难。正因为如此，仲景在第11条特意阐述了这种真寒假热证的辨证方法，即"病人身大热，反欲得近衣者，热在皮肤，寒在骨髓也；身大寒，反不欲近衣者，寒在皮肤，热在骨髓也。"除了本条所说的辨证方法，阴盛格阳的"面色赤"，与阳明病兼表热的"面合色赤"及二阳并病的"设面色缘缘正赤"不同，阴盛格阳的"面色赤"为虚阳上浮，红而娇嫩，游移不定。而阳明病与太阳病的面色赤，必是满面通红，以此为辨。

四逆汤的前面加上"通脉"二字，显然是具有特殊意义的。联系症状得知，主要是针对"脉微欲绝"而设的。鼓舞阳气，温通血脉，就是"通脉"之本意。通脉四逆汤与四逆汤药物相同，只是加大了附子、干姜的用量，破阴回阳、救逆通脉之功更为显著，属于四逆汤类方中回阳力量最大之方。

【原文】

少阴病，四逆……四逆散主之。（195）

【译解】

本条只写一个主证"四逆"，后面是一系列的或然证，书写的体例极为特殊。本条辨证的重点为"四逆"，辨证的难点是"少阴病"，而争论的焦点则是否属于少阴病本证。还有一个问题，就是均名"四逆"，汤散迥异，所以品读的重点就是一个"散"字。

同一病篇分别列出四逆汤与四逆散，相对比较的意味十分明确。有的医家及教科书认定四逆散证属于少阴病本证，但在具体的释义中，又说病机是肝胃气滞，难道肝胃属于少阴？标题与内容相左，如何令人信服？

从脉症常规辨证思维分析，"四逆"为少阴寒化证的主症之一，也是与四逆汤相对应的主治标志。寒化证之四逆，属肾阳虚衰，四肢失温，必伴有下利清谷、恶寒身蜷、脉微细，但欲寐等症。然本四逆，名"散"不名"汤"，且不伴诸虚寒脉症，显然与四逆汤方证有别。从组方用药分析，不用干姜、附子，而用柴胡、枳壳、白芍、甘草，证明本"四逆"的病机，应为肝胃气滞，阳气内郁，不达四末所致。亦即阳郁难温而非阳虚失温，一虚一实，一热一寒，当详辨之也。

【原文】

少阴病，下利六七日，咳而呕，渴，心烦不得眠者，猪苓汤主之。（196）

猪苓汤方

猪苓（去皮）　茯苓　阿胶　泽泻　滑石各一两。

上五味，以水四升，先煮四物，取二升，去滓，内阿胶烊尽。温服七合，日三服。

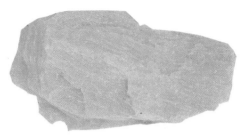

◎滑石

【译解】

少阴病，腹泻六七天，咳嗽，呕吐，口渴，小便不通畅，心中烦躁，不能安眠的，是阴虚水热互结，用猪苓汤主治。

【原文】

少阴病，得之二三日，口燥，咽干者，急下之，宜大承气汤。（197）

大承气汤方

枳实五枚（炙）　厚朴半斤（去皮，炙）　大黄四两（酒洗）　芒硝三合。

上四味，以水一斗，先煮二味，取五升，去滓，内大黄，更煮取二升，去滓，内芒硝，更上火，令一二沸。分温再服，一服得利，止后服。

【译解】

少阴病，得了二三天，具备里实证而又见咽喉干燥的，应当急以攻下，用大承气汤。

本条说明燥实伤津，真阴将竭，治当急下。少阴病用大承气汤急下，其病理机制多属于热邪亢极，津伤邪结，若不急下在里之实邪，则体内火邪燥实，所以必须急下，才能救被耗之阴。本条主要论述土燥水竭，治以急下阳明之实，而救少阴之阴。然而叙症太简，只有口燥咽干一症，作为辨证眼目则可，如竟作为急下依据，似嫌不妥，必须结合全部脉证，进行分析，始可不误。

【原文】

少阴病，得之二三日，口燥咽干者，急下之，宜大承气汤。（198）

【译解】

本条主要论述中焦土燥，下焦水竭，治当急下阳明之实，以救少阴真水。临证仅仅根据"口燥、咽干"是不能作为急下之根据的。条文只提出口燥咽干，并作为审证要点，因为口燥咽干为燥实内竭，灼伤阴津，肾水告竭之反应，然必兼阳明腑实燥结之证。本条以少阴病冠首，知病人素为阴虚火旺之体，感受外邪，邪从本热而化，火热内炽，损伤阴津以致肠中干燥，糟粕内停，热无出路与糟粕内结，故治宜急下。大承气汤是荡涤肠中燥结的方剂，既然使用大承气汤，知有燥实内结之不大便证。本证若治不及时，肾水告竭，其阴必亡。正如舒驰远《新增伤寒论集注》中所说"口燥，咽干之外，必更有阳明胃实诸证兼见，否则大承气汤不可用也"。临证可先荡涤肠中燥结，再用滋阴清热法治疗。

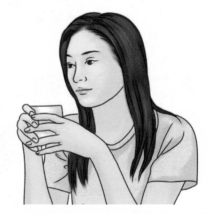

【原文】

少阴病，自利清水，色纯青，心下必痛，口干燥者，可下①之，宜大承气汤。（199）

【注释】

①可下：《金匮玉函经》《注解伤寒论》均作"急下"。

【译解】

本条论述土燥水竭的又一种证型。同为阳明腑实，一则大便秘结，一则自利清水，表现尽管不同，但均为燥屎结聚肠间所致。对于阳明燥实结于肠中，迫津液下奔而见自利清水者，习惯称其为热结旁流之证。如《医宗金鉴》"自利清水，谓下利无糟粕也；色纯青，谓所下皆污水也"。即热结旁流的特点，不同于少阴虚寒证之下利清谷。自利清水，是指泻下纯水，其色青黑，臭秽难闻，不挟有形之物，是燥实内结，迫液旁流。燥实内阻，胃气壅滞不通，故心下必痛，燥热灼伤真阴，则口干燥，临床上，本条除论中所述之外，当有阳明腑实之证，虽见自利清水，但仍腹满拒按，舌苔焦黄等。本条未指出病程，说明本病发病急，欲有灼伤真阴之势，故当急下。

【原文】

少阴病，六七日，腹胀，不大便者，急下之，宜大承气汤。（200）

【译解】

少阴病六七日，指出本证的病程较长。少阴病日久不解，出现了"腹胀，不大便"之证，为中焦土燥、下焦水竭之证。既有

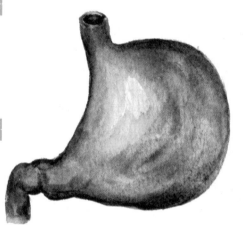

◎腹胀

阳明腑实的特征，又有少阴水竭之象。事实上，胃津肾水不能截然分开，胃津伤，肾水亦少；肾水亏，胃津亦损，所以急下阳明以救少阴。

【原文】

少阴病，脉沉者，急温之，宜四逆汤。（201）

四逆汤方

甘草二两（炙）　干姜一两半　附子一枚（生用，去皮，破八片）。

上三味，以水三升，煮取一升二合，去滓，分温再服。强人可大附子一枚，干姜三两。

【译解】

本条承第 200 条少阴急下证而来，仲景在写作手法上，运用了对比的方法，即急下之后接着论述急温证。本条叙证简单，但含义深刻。本条仅见"脉沉"又指出应"急温之"。其急温的道理在于少阴病阳气虚证有向阳气衰亡方向发展的必然趋势。对于少阴病阳衰阴盛证的脉象，有脉沉者，有脉微细者，有脉微欲绝者，更有脉不至者。脉沉者，为少阴肾阳轻度虚衰的脉象，即出现了肾阳虚的苗头。少阴包括心肾两脏，病人少阴，影响一身之主、性命之根，少阴病六经病症中最危重的阶段，死证多，不治证多，难治证多。所以少阴病尤其注重早期诊断和早期治疗。若待脉象沉微，手足厥逆，下利清谷诸证俱见，则病情已至危重，即使救治，也难保十全。这就要求临床医生在阳虚的苗头刚刚显露之时，即应当机立断，迅速救治，才可收到事半功倍之效。

"少阴病，脉沉者，急温之"。一方面强调"见微知著"的辨证方法，即从有限的脉证中，分析病变的实质和发展趋势，在最早的时间里给予正确的诊断和治疗，其目的在于防微杜渐，有目的用药以防止疾病转化。另一方面，强调少阴病要积极治疗，即少阴病情危重，若不能及时治疗，病情进一步发展则有使人毙命的危险。故张仲景对厥利交作，汗出，脉微欲绝者，不言急温，因为每一个医生此时都能认识到疾病的严重性，并且治疗的方法明确，可治与不可治，死与不死已成定局。而少阴病出现阳虚的苗头，则是救治的最好时机，不能错过。但脉证表现不明显，容易被忽视，所以张仲景在条文里用"急"字，提醒后世重视这一问题。后世医家总结少阴病急温，阳明病急下时说"少阴急温如救溺然，阳明急下如救焚然"。本条和少阴病提纲证合看，少阴病提纲条文第 158 条"脉微细，但欲寐"，而未将厥利交作、汗出、脉微欲绝等列为提纲者，同样在说明少阴病贵在早治。

综上所述，少阴病的治疗重在"及早救治，防微杜渐"，不应等到四肢厥冷、冷汗自出、欲吐不吐、下利清谷、脉微欲绝时再做治疗。

附子在《伤寒论》中有用生附子和炮附子者。其作用有所不同。四逆汤、通脉四逆汤、白通汤、白通加猪胆汁汤、干姜附子汤、茯苓四逆汤、四逆加人参汤中均为生用，其作用是回阳救逆。在其他方剂中均为炮制用，其作用是温经散寒。

【原文】

少阴病，饮食入口则吐，心中温温欲吐①，复不能吐，始得之，手足寒，脉弦迟者，此胸中实，不可下也，当吐之。若膈上有寒饮，干呕者，不可吐也，当温之，宜四逆汤。（202）

【注释】

①温温欲吐：温，音运，是欲吐不吐，心中自觉郁结不适的意思。

【译解】

本条论述少阴阳虚阴盛、浊阴上逆证与邪阻胸阳、气机上逆证的鉴别及证治。辨证的要点，为"脉弦迟"与"干呕者"。治疗的要点，一为"当吐之"，一为"当温之"。

胸中实邪阻滞，胸阳不振，也会"手足寒"，但尚未至四逆。另外，脉弦迟而非脉微细，"弦"为有力之脉，"迟"寓滞涩之象，均提示邪结而实，非阳亡而虚，故云"此胸中实"。

如此相类似，需要鉴别的是"膈上有寒饮"，是素体脾肾阳虚，失于运化，寒饮内生，停于膈上所致。所谓"干呕"，意为呕吐清水痰涎，应该伴有脉微细、但欲寐、下利清谷等少阴寒化证。

同样病涉膈上，因虚实有别，其治有"当吐之"与"当温之"。邪结而实，当因势利导，"其高者，因而越之"，故治宜吐之。少阴为病，阳虚为本，寒饮为标，故不能用吐法，易致虚虚之变，故"当温之"。当用四逆汤温补肾阳，以化寒饮，阳复饮去，诸症则除。

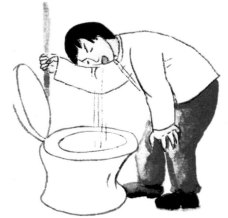

◎呕吐